# 高致病性病原微生物危害评估指南

主编　武桂珍

北京大学医学出版社

**图书在版编目（CIP）数据**

高致病性病原微生物危害评估指南/武桂珍主编. —北京：北京大学医学出版社，2008

ISBN 978-7-81116-592-0

Ⅰ. 高… Ⅱ. ①武…②侯… Ⅲ. 病原微生物—危害—评估—指南 Ⅳ. R37-62

中国版本图书馆 CIP 数据核字（2008）第 096443 号

**高致病性病原微生物危害评估指南**

---

**主　　编**：武桂珍

**出版发行**：北京大学医学出版社（电话：010-82802230）

**地　　址**：（100083）北京市海淀区学院路 38 号 北京大学医学部院内

**网　　址**：http://www.pumpress.com.cn

**E-mail**：booksale@bjmu.edu.cn

**印　　刷**：北京瑞达方舟印务有限公司

**经　　销**：新华书店

**责任编辑**：吉　鑫　　**责任校对**：杜　悦　　**责任印制**：郭桂兰

**开　　本**：880mm×1230mm 1/32　**印张**：5.25　**字数**：104 千字

**版　　次**：2008 年 10 月第 1 版　2008 年 10 月第 1 次印刷

**书　　号**：ISBN 978-7-81116-592-0

**定　　价**：21.00 元

# 编写委员会

主　编　武桂珍
副主编　魏　强　韩　俊　李振军
编　者　（按姓氏笔画为序）
马丽英　王　芹　吕新军　刘世亮
李建东　陈国敏　周剑芳　夏连续
谭文杰
秘　书　王　雷
审　稿　梁米芳　海　荣

有可能出现液体滴洒、溅出，吹打混匀以及离心过程中形成气溶胶。如果BSL－3实验室使用的细胞保存管及毒种保存管均为外螺旋盖塑料管，感染性材料在生物安全柜外溅出或溢出的可能性不大，但仍不能完全排除这种可能性，例如接种了病毒的细胞保存管未完全拧紧导致感染性物质溢出，或毒种管冻融过程中由于热胀冷缩导致破裂或密闭不严而出现分离物溢出的情况。

**3．病毒的 $TCID_{50}$ 测定与中和实验**

可能的危害来源同病毒的组织培养。因这些实验需要稀释病毒，因此发生病毒液滴撒或溅出的几率可能更大。



**4．制备SARS冠状病毒抗原片**

此项实验所用的病毒浓度相对较高，可达 $10^5 \sim 10^8$，在滴片过程中为了保证病毒抗原涂布均匀，反复涂抹过程时容易产生气溶胶；在涂片时，病毒容易溅洒在片子外的生物安全柜台面上、溅到操作者的手套或身上。

**5．病毒的血清学抗原、抗体检测**

SARS患者的血清在检测前都要在56℃水浴90min灭活处理，因此，产生危害的可能性很小，可能出现的危害来源于灭活前感染性材料的滴洒或溅出。

**6．病毒RNA的提取**

病毒灭活前有可能发生感染性材料溢出或溅出的危险

# 前　言

实验室生物安全管理工作的核心和宗旨是减少或避免实验室感染事件的发生，保障实验室工作人员的健康和生命安全，保护环境，维护社会稳定。随着对病原微生物特性认识的不断深入以及实验室设施设备条件的不断改善，人们防范感染事件发生的能力得到不断的提高。通过开展实验室生物安全风险评估，分析风险的来源、程度，设计科学、合理的实验室分区布局，制定相应标准操作程序与管理规程，确定实验室级别、个人防护程度、应急预案等安全防范措施，就可能减少或避免实验室生物安全事件的发生。因此，风险评估是实验室生物安全的核心工作，是确保实验室生物安全的重要基础。

实验室生物安全涉及多方面工作，其风险评估是一系列复杂、系统的工作，包括病原微生物危害评估、实验室实验活动风险评估、设施设备安全风险评估、人员健康监测等多方面内容。每个实验室的人员素质、设施设备条件不尽相同，因此风险的来源、程度、控制措施也不能通用。但就病原微生物危害评估来说，病原微生物的特性具有一般性和普遍性，各个实验室所面对的危害基本相同，病原微生物危害评估具有普遍指导意义。因此，为推动实验室生物安全风险评估工作的开展，中国疾病预防控制中心根据近年来实验室生物安全风险评估方面积累的工作经验并参考国内外有关资料，组织有关专家编写了七种高致病性病原微生物危害评估文件，每个文件从病原微生物的一般生物学特征概述、致病性和感染剂量、感染途径及潜在暴露结果、环境中的稳定性、被操作微生物的浓度和剂量的影响、自然宿主和易感人群、实验动物研究、实验室感染或院内感染信息、实验活动评估、重组DNA操作可能会扩大的宿主范围、预防和治疗措施、人员安全状况评估、评估结论等方面进行危害评估，基本涵盖了各个方面。

本书的出版得到了国家高技术研究发展计划(2006AA02Z4F1)“高等级生物安全实验室危险因素分析和操作技术标准建立”课题的资助。本书可为全国有关单位在高等级生物安全实验室生物安全认可、实验室资格审批、实验活动审批等实际工作过程中参考使用。由于实验室生物安全工作在我国起步较晚，有关风险评估工作更是在摸索中，在实际工作过程中还存在很多理解上的差异，因此，本书难免有疏漏或不当之处，希望读者批评指正，以便不断完善。

**武桂珍**

2008年8月

# 目　录

第一章　总　论 ………………………………………… 1
第二章　SARS冠状病毒的危害评估 …………………… 11
第三章　引起肺综合征的汉坦病毒的危害评估 ……… 31
第四章　禽流感病毒的危害评估 ……………………… 51
第五章　蜱传脑炎病毒的危害评估 …………………… 71
第六章　HIV病毒的危害评估 ………………………… 87
第七章　鼠疫耶尔森菌的危害评估 …………………… 100
第八章　炭疽芽孢杆菌的危害评估 …………………… 114
第九章　未知病毒的危害评估 ………………………… 129
参考文献 ……………………………………………… 151

# 第一章　总　论

病原微生物危害评估是基于病原微生物危害程度分类以及相关背景资料，同时考虑实验室活动中可能涉及的传染或潜在传染因子等其他因素，对病原微生物造成伤害、损害或者导致疾病发生的可能性所进行的全面评价。

实验室生物安全工作的核心内容是生物安全风险评估，包括制度建设、设施设备、人员健康、教育培训、操作规程等诸多方面内容的评估。病原微生物危害评估是整个实验室生物安全风险评估的重要组成部分，也是目前做好我国生物安全工作的基础内容之一。病原微生物危害评估有助于正确地确定相应生物安全级别，制定相应的操作程序和管理规程，采取相应的安全防护措施，以减少实验室生物安全事件的发生。

病原微生物危害评估是围绕病原微生物这个核心内容，对其可能威胁人类健康和环境安全的诸多因素进行识别、判断和制定必要的预防控制措施。评估工作涉及病原微生物的生物学特性、实验设备与规程、防护设备和设施等专业内容，因此，应由熟悉该病原微生物操作的专业人员进行危害评估工作。实验室主任或项目负责人应当负责对本实验室或项目中涉及的病原微生物进行充分和及时的危害评估。

## 第一节　病原微生物危害评估的作用

病原微生物危害评估是整个实验室生物安全管理体系中重要的管理活动之一。它在实验室生物安全的管理活动中具有非常重要的作用，从以下方面指导生物安全管理工作：

1. 危害评估中有关病原微生物的背景信息可供工作人员，特别是新工作人员参考学习。危害评估文件中列出了病原微生物最基本的生物学特性和安全相关信息，对工作人员具有重要的指导作用。



2. 确定生物安全防护水平并提供相应的防护措施。通过病原微生物危害评估，明确了国家对某种病原微生物的防护水平，结合危险因素的分析，可进一步确定具体的防护措施。

3. 指导制定病原微生物操作规程、仪器设备使用操作程序、菌（毒）种保藏和使用程序、意外事故处理程序和人员培训计划等。

4. 评价病原微生物实验室生物安全状况的依据。这些依据将决定对实验操作和管理应采取的进一步控制措施。

## 第二节　病原微生物危害评估要素

病原微生物的危害程度分类是进行危害评估的重要依据，也是危害评估参考信息的重要来源。但是，进行危害评估时仅仅考虑病原微生物的危害程度是不够的，因为同一种病原微生物在进行不同实验活动时所具有的潜在危害是不同的；相同危害程度的不同病原微生物在实际工作中产生危害的种类和性质也有差异。因此，还应该考虑其他一些因素。

### 一、一般生物学特性概述



一般生物学特性能够提供某种特定病原微生物的基本背景信息，有助于对特定病原微生物产生概括性的认识。这部分主要包括病原微生物起源、基因组及编码产物、形态特征、培养特性四方面内容。其中，起源简要地介绍病原微生物的发现过程；基因组及编码产物提供基因组的类型、长度、编码产物种类及其功能等信息；形态特征主要描述病原体的形状和大小；培养特性主要描述病原体的培养条件（温度、湿度、氧气等）、培养细胞或培养基类型、细胞病变形态、菌落形态等内容。

### 二、致病性和感染剂量

致病性和感染剂量是评估病原微生物引起人类感染轻

重程度的重要参考依据之一。不同病原微生物的致病能力不同，决定了它们感染机体的剂量差异。至于多少数量的病原微生物能够导致机体发病，目前尚没有统一的数据。通常来说，不同病原微生物具有不同的感染剂量；有时同一种病原微生物的不同菌株或毒株的感染剂量也会有较大差异，这是因为受到病原微生物种株/型、宿主类型和入侵部位等因素的影响。

致病性主要是阐述病原微生物引发疾病的过程或者发病机制。感染剂量是给出引起人类或动物模型发病的剂量范围或最低阈值。

## 三、感染途径及潜在暴露结果



感染途径可以分为自然感染途径和其他感染途径（实验室和医院）。在自然界，病原微生物可以通过空气、水、食物、接触、血液、媒介以及土壤等途径传播。在实验室或医院中也存在着其中某些传播途径的可能性，但是实验室或医院感染途径又不局限于这些。空气传播途径通常比其他感染途径更容易引起实验室感染的发生；空气传播的可能性越大，危险性就越大。因此，判断病原微生物是否能够通过空气传播是评价其危害程度高低的重要依据之一。

病原微生物的致病力和机体的抵抗能力决定了机体暴露后产生的后果。致病力的高低又取决于病原微生物属、种、型、株的差异，以及感染机体的病原微生物的数量。

通常通过不同程度的临床症状和可能的结局（如致残、致死等）来描述潜在暴露结果。它反映了病原微生物危害的严重性。

## 四、环境中的稳定性

自然界中的许多因素，如阳光、紫外线、湿度、温度、酸碱度、热等都会影响病原微生物的存活能力。不同的病原微生物由于自身的结构特点和特殊的生活周期，决定了它们具有不同的应对外界不利环境的能力。这种能力直接影响病原微生物的传染性，特别是通过空气传播的病原微生物。

稳定性评估中除了考虑病原微生物在自然环境中的稳定性外，还应考虑对物理因素和化学消毒剂的敏感性，具体可以描述为病原微生物对不同浓度的化学消毒剂（如酒精、甲醛、戊二醛、石炭酸等）或物理因素（如干热、电离辐射等）的敏感性。

## 五、被操作微生物的浓度和剂量的影响

不同实验室活动所操作的病原微生物的浓度和剂量有较大差异，而浓度和剂量通常又与可能产生的危害程度密切相关，因此，危害评估需要获得不同的实验室操作、不同的样本类型所涉及的病原微生物的浓度和剂量，以此来判断危险性大小、生物安全防护等级以及采取相应的预防

措施。

## 六、自然宿主和易感人群

自然宿主是病原微生物在自然界传播中所涉及的、能够在其体内存活的动物或人类，例如禽类、猪、马、海豚以及人类等可以感染禽流感病毒，他们就是禽流感病毒的自然宿主。易感人群需要指出在人群中的哪一类或哪几类人容易感染该病原微生物，如男性、女性或者成人、儿童等。

## 七、实验动物研究、实验室感染或院内感染信息



某些表明病原微生物及其相关样品危害程度的背景信息不足时，需要从实验室感染或者院内感染的病例中获取患者的医学资料和流行病学信息。另外，还可以利用动物的致病性、传染性等研究数据来分析得出可能对危害评估有用的信息。

## 八、实验活动评估

实验活动的危害评估是整个病原微生物危害评估的重要内容之一。在操作病原微生物的实验活动中，许多环节可能产生危险，如菌毒株、培养物、标本、具体操作步骤

和设施设备使用等。危害评估要结合各个实验室和项目开展实验活动的范围和种类，识别不同实验活动中的危险因素，并给出正确的操作规程和恰当的防护要求。例如，在收集和洗涤菌体的实验操作中，从固体培养基上刮取菌体时容易发生菌体迸溅，因此，操作时应该小心和轻柔，并且在生物安全柜中操作；将菌体转移至洗液后的振荡混匀操作极易产生气溶胶，必须采取必要的防护措施，如对容器加盖密闭、在生物安全柜中操作、穿戴有效的个人防护装备（口罩、护目镜、防护服等）。在实验活动评估过程中，应特别注意被操作对象［如菌（毒）株、培养物、样本等］和对危险物品的具体操作（如稀释病毒液、洗涤菌体、接种病毒等）可能产生的危险。



## 九、重组 DNA 操作和可能扩大的宿主范围

基因重组技术可以改变病原微生物的生物学特性，如毒力、致病性、在环境中的稳定性以及宿主范围等，因此，实验室或项目中如果进行病原微生物的基因重组操作，需要结合拟开展的实验活动种类、亲本株的生物学特性和重组体的生物学特性对基因重组操作进行全面评估，以确定重组操作的生物安全防护水平。基因重组操作的相关规定可以参考卫生部《人间传染的病原微生物名录》和 NIH 的《关于重组 DNA 分子研究指南》。

## 十、预防和治疗措施

为了避免发生实验室感染事件，必须围绕传染源采取综合的预防措施。有效的预防措施包括健全的管理制度、合理的操作规范、恰当的防护水平、全面的疫苗接种、精确的检测方法和及时的事件处理措施等。

一旦发生实验室人员感染，必须要有足够的信息供医务人员参考，如病原微生物对何种药物敏感、是否有被动免疫治疗方法、针对不同发病阶段应采取何种措施，以及不同症状的处理原则等。



## 十一、人员安全状况评估

人员安全评估主要包括人员健康和人员资质两个方面。从事病原微生物实验活动的实验人员必须具有良好的健康状态，针对不同的病原微生物操作，还会有一些特殊的健康要求，例如，链霉素是鼠疫治疗的首选药物，如果某人对链霉素过敏，那么他就不适合从事鼠疫耶尔森菌的实验操作。同时，还要对实验人员的健康指标进行不间断的监测，一旦监测到类似操作微生物感染的症状，要及时报告、及时隔离或送往定点医院诊治。

涉及病原微生物操作的工作人员必须具有相应的知识背景、实验操作技能、安全防护知识、良好的心理素质以及应急处理能力等，所以需要对工作人员进行相应的培训，培训合格获得资质后方可上岗工作。人员资质应有期限，需要定期复训，以保证人员资质的长期有效性。人员资质评估就是对实验室或项目中的所有实验操作人员做出全面评价，以判断他们是否适合从事当前的工作。

## 十二、评估结论

实验室或研究项目结合自身的具体情况在对以上十一个方面评估的基础上，需要作出危害评估的结论。评估结论要点包括以下方面：

1. 病原微生物分类分级。根据我国的法律法规和国际技术指导手册，给出具体病原微生物的危害程度等级或生物安全等级，以及相应的生物安全防护水平。

2. 实验活动、实验室级别以及个人防护要求。根据实验活动评估中识别出的危险因素，确定应采取何种防护，包括设施设备防护和个人防护。

3. 人员健康和素质要求。实验室人员在上岗前是否经过培训并获得资质，是否符合实验室工作的健康要求。

4. 预防和治疗措施要求。接种有效的疫苗是最常用的预防手段，是否有特效的疫苗或药物对疾病的预防非常重要。治疗措施参考评估相应部分。

5. 菌（毒）种和实验活动管理要求。是否具有针对菌（毒）种和实验活动的管理措施。

6. 应急预案和措施要求。是否具备应急处置方案，方案是否切实有效，是否有紧急联系电话，主要包括实验室负责人、当地疾控机构和定点医疗机构等单位的电话。

## 第三节 病原微生物危害的再评估

病原微生物危害评估是在实验开始之前进行的工作，它不是一成不变的，而是一种动态发展的工作。必要时要根据实际情况和有关研究的最新进展进行检查和修订，通常在下列情况下需要对已有的病原微生物危害评估的相应部分进行再评估：

1. 当收集到的最新资料表明病原微生物的致病性、传染性或者传播方式发生变化时，应及时变更该病原微生物的背景资料，并对可能涉及的所有实验室活动的安全性重新评估。



2. 当实验室硬件设施和设备发生重大改变，可能影响到病原微生物的操作时的安全性，需要对在该实验室进行操作的所有病原微生物重新进行危害评估。

3. 如果实验室或研究项目增加对某种病原微生物的实验室活动内容时，应该对该项目的活动内容进行再评估。

4. 一旦在实验室活动中分离到原有评估报告中未涉及的病原微生物时，应对其进行全面的危害评估。

5. 实验室工作人员在进行实验活动中，如果发现新的危险因素，需要对原有危害评估进行相应的补充。

6. 当实验活动中发生病原微生物逃逸、泄露或人员感染等意外事件时，应停止该项实验活动，进行危害再评估。

# 第二章 SARS冠状病毒的危害评估

## 一、一般生物学特性概述

### 1. 起源

严重急性呼吸综合征（severe acute respiratory syndrome，SARS）是由SARS冠状病毒（SARS-CoV）引起的严重危害人类健康的呼吸道传染病。在中国，SARS习惯性地被称为传染性非典型肺炎（infectious atypical pneumonia，IAP），简称“非典”。

2002年11月16日，我国广东省佛山市出现了第一例SARS患者，在经历了两个多月的始发期后，于2003年2月在广东省形成了暴发流行。此后的3个月内，该病扩散到我国内地24个省，以及亚洲、美洲、欧洲等26个国家。2003年7月，在世界各国的共同努力下，SARS流行被终止。这次SARS大流行共报告临床诊断病例8096人，774例死亡。此后，2003年12月至2004年2月，广东省局部出现 SARS 第二次流行，共有 4 例实验室确诊患者。至 2004 年 4 月，新加坡、中国台湾和中国大陆地区分别出现 3 次实验室获得性感染，其中新加坡和中国台湾各有 1 例感染，中国大陆地区实验室感染扩散到社会并造成了 SARS 的第三次流行，共出现 9 例患者，其中 1 人死亡。

现已明确，传染性非典型肺炎由 SARS-CoV 引起，以发热、肺部进行性炎症和呼吸困难为主要临床表现；呈家庭和医院聚集性感染，主要在与患者密切接触时经飞沫传染；传染性强，病死率较高，人群普遍易感。患者血液、唾液和粪便等体液以及病变组织中含有 SARS 病毒，特别是重症患者的体液和组织具有较强的传染性。实验室和流行病学结果表明，SARS 以显性感染为主，潜伏期（1～12 天）内无感染性。



SARS-CoV 由何而来至今不明。有调查表明该病原可能来源于动物，并从果子狸体内分离到病毒，但该病毒与人类 SARS-CoV 的起源以及传播方面的关系有待进一步的调查研究。值得关注的是，SARS-CoV 在人类引起较大规模的流行，在人与人之间循环后，无论其是否来源于某种动物，都有可能再传给与人类关系更密切的动物，而该种动物不发病，仅成为病毒的理想的保存宿主，一旦条件适合，可再引起人类发病。

### 2. 基因组及编码产物

SARS-CoV 属冠状病毒科冠状病毒属，为单股正链 RNA 病毒。SARS-CoV 基因组由大约 30 000 个核苷酸组成，在已发现的RNA病毒中是最大的，与经典冠状病毒仅有约60%的同源性，但基因组的组织形式与经典冠状病毒相似。基因组从5′端到3′端依次为：5′-多聚酶-S-E-M-N-3′。5′端有甲基化帽子结构，其后是72个核苷酸的引导序列。基因组RNA约2/3为开放阅读框架（ORF）1a/1b，编码RNA多聚酶（Rep），该蛋白直接从基因组RNA翻译，形成多蛋白前体，进一步被病毒主要蛋白酶3CLpro切割，主要负责病毒的转录和复制。Rep的下游有4个ORF，分别编码S、E、M、N 4种结构蛋白，它们从亚基因组mRNA翻译。亚基因组mRNA以不连续转录机制合成，其转录由转录调控序列（TRS）启始，后者的保守序列为AAACGAAC。基因组3′端有polyA尾。



### 3. 形态特征

SARS-CoV为直径60～120nm的有包膜病毒，包膜上有放射状排列的花瓣样或纤毛状突起，20nm或更长，基底窄，形似王冠，与经典冠状病毒相似。成熟病毒呈球形或椭圆形，成熟的和未成熟的病毒体在大小和形态上有很大差异，可以出现多种形态，如肾形、马蹄形、铃铛形等，很容易与细胞器混淆。在大小上，病毒颗粒从早期的400nm变为成熟后期的60～120nm。

### 4. 培养特性

SARS-CoV的分离、体外培养的首选细胞为VERO-E6细胞，在37℃培养48～72h后达到感染高峰。细胞从边缘出现病变，呈现不规则形态，细胞质颗粒逐渐增多，形成小的融合。病变细胞圆缩，从容器壁脱落。新分离的病毒抗原与患者恢复期血清产生免疫反应。RD（人横纹肌肿瘤细胞）、MDCK（狗肾细胞）、293（人胚肾细胞）、2BS（人胚肺细胞）等细胞系也可以用来培养病毒，但滴度较低。

**5. 流行特征**

（1）流行现状　截止到2005年，SARS共出现3次流行。第一次从2002年11月—2003年7月，是SARS第一次出现，并造成全球流行；第二次从2003年12月—2004年2月，为广东省出现的局部小流行；第三次为2004年3月—2004年4月，是中国大陆实验室感染造成的小流行。此外，尚有新加坡和中国台湾出现的2例实验室获得性感染，但未造成流行。



（2）流行的基本环节　SARS患者是最主要的传染源，患者在刚出现症状时即有传染性，症状明显的患者传染性较强，特别是持续高热和频繁咳嗽的患者，出现呼吸窘迫综合征（ARDS）时传染性更强，退热后传染性迅速下降。尚未发现潜伏期（感染1～12天）内的患者以及治愈出院者有传染他人的证据。SARS-CoV感染以显性感染为主，存在症状不典型的轻型患者，也发现了一些隐性感染者，如广东省饲养、销售野生动物人员中，有相当比例无明显临床症状，但SARS-CoV抗体呈阳性，迄今为止，尚未发现隐性感染者具有传染性。

在一些地区的果子狸、山猪、黄猄、兔、山鸡、猫、鸟、蛇、獾和蝙蝠等多种动物中，经聚合酶链反应（PCR）或血清学检测获得阳性结果，表明人SARS病毒来源于动物。动物中的SARS样冠状病毒对人体无明显致病性，但发生跨种属变异后，可以产生对人具有严重致病性的病毒。

从事SARS-CoV的科研、检测、试剂和疫苗生产等机构，在一定条件下也可能成为SARS流行的传染源，这与机构的硬件环境、软件管理、人员素质和从事这些工作的人员是否有严格健康监测和定点就医等因素密切相关。

（3）传播途径　近距离呼吸道飞沫传播，即通过与患者近距离接触，吸入患者咳出的含有病毒颗粒的飞沫，是SARS经空气传播的主要方式和最重要的途径。经气溶胶中距离传播是SARS经空气传播的另一种方式，这种方式被高度怀疑为严重流行疫区的医院和个别社区暴发的传播途径之一。通过手接触传播是SARS传播的另一种重要途径。目前尚不能排除经肠道传播的可能性，已有从人泪液等体液中分离出病毒的报道。虽尚无经过血液途径、性途径和垂直传播的流行病学证据，但在预防中也不能掉以轻心。

（4）人群易感性　一般人群普遍易感，但儿童感染率较低，原因尚不清楚。SARS症状期患者的密切接触者是高危险人群之一。医护人员和患者家属与亲友在治疗、护理、陪护、探望患者时，如果防护措施不力，很容易感染

SARS。从事SARS病毒相关实验室操作的工作人员和经营果子狸等野生动物的从业人员，在一定条件下也是可能被感染的高危人群。

现有的资料证实，机体感染SARS-CoV后，可以产生保护性抗体，这种抗体在痊愈后2年内仍保持较高滴度。另外，没有发现SARS患者恢复后再次感染的情况。这些结果提示，SARS感染后可产生良好的免疫保护。现有资料还表明，SARS多为显性感染，SARS流行后，未患病的人群仍普遍易感。

根据中国内地5 327例SARS患者的资料统计，主要发病年龄在20～60岁，占总发病数的85%，其中20～29岁所占比例最高，达30%；15岁以下青少年病例所占比例较低。男女性别间无显著差异。人群职业分布有医务人员明显高发的特点。



## 二、致病性和感染剂量

### 1. 致病性

体外实验表明，SARS-CoV进入人体细胞是通过与细胞膜融合实现的。SARS-CoV在呼吸道黏膜上皮内复制，进一步引起病毒血症。被病毒侵袭的细胞包括气管和支气管上皮细胞、肺泡上皮细胞、巨噬细胞、肠道上皮细胞和肾脏远曲小管上皮细胞等。

肺组织是SARS-CoV作用的主要靶器官之一，它对

SARS-CoV感染的反应表现为肺间质内巨噬细胞和淋巴细胞渗出。激活的巨噬细胞和淋巴细胞可释放细胞因子和自由基，进一步增加肺泡毛细血管的通透性，并诱发成纤维细胞增生，进而产生弥漫性肺泡损伤（diffuse alveolar damage，DND）。由DAD和弥漫性肺实质变所致血氧饱和度下降，以及血管内皮细胞损伤等因素引起的弥漫性血管内凝血，常常造成多器官功能衰竭而导致患者死亡。

肠道上皮细胞亦可被SARS-CoV感染而导致部分患者产生消化道症状，另外，肾脏远曲小管上皮细胞、淋巴结与脾脏中的免疫细胞亦可被病毒感染，这在疾病的传播、免疫应答以及病程的发生发展过程中起一定作用。



大多数情况下，人体感染SARS-CoV时，免疫系统能够激发体液免疫和细胞免疫并逐渐控制感染、清除病毒。有许多证据表明，SARS-CoV感染可导致患者淋巴细胞明显减少和外周淋巴组织的病理损伤。多数SARS患者外周血白细胞计数正常或降低，而$CD3^+$、$CD4^+$、$CD8^+$ T淋巴细胞明显低于正常，病情越重，T淋巴细胞计数下降越明显。患者恢复后，T淋巴细胞的数量和功能逐渐恢复正常。SARS-CoV感染早期（1～10天）出现病毒血症时，从血清中可以检测到病毒N蛋白和核酸。临床症状出现后的第5天，可以从患者鼻咽抽取物中检测到SARS-CoV核酸，第10天左右达到高峰，然后开始降低。SARS-CoV引起人类严重的急性呼吸综合征（以显性感染为主），但未发现它们在动物的自然感染中引起类似的严重疾病。

### 2. 感染剂量

目前尚未见到SARS－CoV感染剂量的报道，经实验结果表明：以$10^5$ $TCID_{50}$剂量经滴鼻感染恒河猴，即可产生非典型肺炎的病理改变。

## 三、感染途径及潜在暴露结果

### 1. 自然感染

①目前公认的最主要的传播途径是呼吸道近距离的飞沫传播：在急性期患者咽拭子、痰标本中检测到很高水平的SARS－CoV，可在一定半径的空间内引起近距离呼吸道传播。含有病毒的分泌物可使病毒在许多物体表面存活，因此，某种意义上与患者接触同一公共设施也会导致感染；②肠道传播：WHO最近的研究成果显示，SARS－CoV能在腹泻患者的排泄物内存活多达4天，因此不能排除经粪-口途径感染的可能，也就是说，被患者排泄物污染的水、食物和物品都可能造成感染；③血液传播和垂直传播：已经发现一些急性期患者伴有病毒血症，虽然现在还没有SARS经血液传播和垂直传播的报道，但是在临床和研究中仍要注意这个问题。

### 2. 其他感染途径

实验室人员在从事SARS－CoV的检测、病毒培养及分离、病毒灭活及相关实验等工作过程中，因违规操作或意外事故均可增加实验室获得性感染的几率。例如，实验过程中吸入气溶胶造成呼吸道感染；处理感染性材料导致皮肤和眼睛感染；因器皿破损被刺伤、锐器扎伤而引起经血液感染等。

### 3. 潜在暴露结果

SARS的潜伏期通常为1～12天，平均为4～5天。起病急，自发病之日起，2～3周内病情就可发展到临床症状。主要有以下三类症状：①发热及相关症状：常以发热为首发和主要症状，体温一般高于38℃，常呈持续性高热，可伴有畏寒、关节酸痛、肌肉酸痛、头疼和乏力；在早期使用退热药可有效，进入进展期后，通常难以用退热药控制高热，使用糖皮质激素可对热型造成干扰；②呼吸系统症状：咳嗽不多见，表现为干咳、少痰，少数患者出现咽痛；可有胸闷，严重者出现呼吸加速、气促，甚至呼吸窘迫；常无上呼吸道症状；呼吸困难和低氧血症多见于发病6～12天以后；③其他方面症状：部分患者出现腹泻、恶心、呕吐等消化道症状。

肺部体征常不明显，部分患者可闻少许湿啰音或有肺实变体征。偶有局部叩浊、呼吸音减低等少量胸腔积液的体征。

病死率约在0～50%之间，我国2003年SARS暴发流行期间的病死率为6.6%，绝大多数患者能治愈。有基础性疾病者（如慢性肝炎、糖尿病、心脏病）、免疫力低下、年老、体弱及孕妇预后较差。

## 四、环境中的稳定性

### 1. 自然环境中的稳定性

SARS-CoV 在环境中的稳定性较好。室温 24℃以下时病毒在尿液里至少存活 2 天，在腹泻患者的痰液和粪便里能存活 4 天以上，在血液中可存活约 15 天，在塑料、玻璃、马赛克、金属、布料、复印纸等多种物体表面均可存活 2～3 天。

### 2. 灭活条件



SARS-CoV 病毒对温度敏感并随温度升高抵抗力下降。37℃可存活 4 天，56℃加热 90min、75℃加热 30min 能够灭活病毒。紫外线照射 60min 可破坏病毒的感染性。

SARS-CoV 病毒对有机溶剂敏感，乙醚在 4℃ 24h 即可完全灭活病毒，75%乙醇 5min 可使病毒失去活力，含氯的消毒剂 5min 可以灭活病毒。

## 五、被操作微生物的浓度和剂量的影响

在进行活病毒操作时，如处理咽拭子、肺组织、血液标本和进行病毒的分离，检测所用的标本来自疑似 SARS 患者的咽拭子、肺组织和血液标本，故标本中可能含有浓度不同的活病毒。在进行 SARS-CoV 效价测定时，需要

利用96孔培养板对多次扩增后的2～3瓶25cm$^2$培养瓶中的感染细胞进行测定，通常的病毒滴度大约可达$10^4$～$10^6$ $TCID_{50}$/ml。病毒保存时，冻存管中的病毒悬液一般为0.5～1ml/管。SARS-CoV RNA的提取实验使用的是咽拭子和血液标本，由于疑似患者标本的病毒浓度原则上比上述各种实验过程所用到的病毒原液要小得多，因此，在提取之前有一定传染性，但是灭活后无传染性。

## 六、自然宿主和易感人群

人是SARS-CoV的宿主。SARS作为一种新发传染病，仅有一次大规模流行，其流行病学特征尚有许多不明之处。本病最初的来源尚不明确，但已有越来越多的流行病学和分子生物学的证据支持SARS-CoV由某种动物宿主传播给人类的观点。

一般来说，人群普遍易感。从发病年龄分布看，成年人比较多见，20～30岁的发病患者数最多，10岁以下的儿童发病患者数最少。老年人的病死率最高，青壮年的死亡率则较低，这可能与老年人免疫力弱、机体调节不良有关。

SARS症状期患者的密切接触者是SARS的高危险人群之一。医护人员、患者家属与亲友在治疗、护理、陪护、探望患者时，同患者近距离接触次数多，时间长，如果防护措施不力，很容易感染SARS。从事SARS-CoV相关实验室操作的工作人员和果子狸等野生动物饲养、销售的人员，也是可能感染的高危人群。

## 七、实验动物研究、实验室感染或院内感染信息

据报道，小鼠（BALB/c、C57BL/6）、家猫、果子狸、雪貂、蝙蝠、金黄仓鼠、猪、小鸡、猕猴、恒河猴、非洲绿猴皆可感染 SARS-CoV，但各动物模型感染后出现的病理学改变、体液免疫应答、排毒现象及临床症状皆不一致，如 4～6 周龄 BALB/C 小鼠鼻内接种 SARS-CoV，可在上、下呼吸道中检测到病毒复制，但无明显临床病理改变，但 12～14 月龄（高龄）BALB/c 小鼠鼻内接种 $10^5$ $TCID_{50}$ SARS-CoV 病毒，则可出现明显的类似人感染 SARS-CoV 后的临床症状，感染后 2 天即可从肺、鼻小管、肝等组织匀浆上清中测到 $10^8$ $TCID_{50}$/g 的高滴度病毒，直到感染后第 5 天仍可维持高于 $10^7$ $TCID_{50}$/g 的病毒滴度，且感染早期（2～4 天）体内 IFN-$\gamma$ 与 TNF-$\alpha$ 水平增高，故高龄 BALB/c 小鼠可作为 SARS-CoV 感染的较好模型。雪貂气管内接种 SARS-CoV 后一周，即可在肺内检出高滴度的病毒，并产生肉眼及显微镜下可见的病理改变，如支气管周边的肺泡损伤与毛细血管周边淋巴细胞浸润等，病变为多发、灶性分布，影响 5%～10% 的肺表面。SARS-CoV 感染 C57BL/6 小鼠支气管及细支气管上皮，感染后第 9 天仍可从肺内检出病毒，且病毒可扩散至脑内，导致生长延缓。SARS-CoV 鼻内接种 5 周龄金黄仓鼠，可在肺及

鼻甲中测得高滴度的病毒复制，接种后2天达高峰，7天后病毒清除，但少数仓鼠14天仍可从鼻甲中测得低水平病毒，同时肺外（肝、脾）组织亦可测到病毒存在，并有病毒血症，尽管存在高滴度病毒复制及呼吸道的相应改变，但仓鼠并无明显临床体征，故金黄仓鼠与BALB/c小鼠相比，是较好的抗病毒药物与疫苗评估模型。SARS-CoV鼻内及气管内接种猕猴、非洲绿猴及恒河猴，可测到病毒在呼吸道复制（非洲绿猴＞猕猴＞恒河猴），但皆无临床症状出现，仅可在感染后2天的非洲绿猴肺内检测到间质性肺炎。我国学者也建立了恒河猴SARS-CoV感染模型，鼻内接种5～60天后可检出肺部病理学改变（间质性肺炎），感染后11～60天可测得特异性IgG，从第5天起可从鼻咽样本中测出SARS-CoV的RNA。上述实验动物数据可为SARS的发病机制、药物筛选及疫苗评价提供参考。



## 八、实验活动评估

### 1. 临床标本的处理

临床患者标本，特别是重症患者和尸解标本传染性较强。要特别注意对咽拭子标本进行挤压和对肺组织进行漂洗时的操作，在研磨组织、振荡混匀及离心过程中可能产生气溶胶、液体溅出或滴洒等危害。

### 2. 病毒的组织培养

可能产生的危害有：在吸取病毒液接种细胞过程中，

情况。

**7. 病毒样品离心**

有可能会发生离心管破裂的危险。

**8. 实验后处置**

用含 0.5%有效氯的次氯酸钠消毒擦拭工作台面、生物安全柜内壁及台面，实验器材表面用 75%酒精擦拭后再移出生物安全柜。废弃物在实验室内 121℃高压处理 20min 后方可运出实验室。为了确保安全，实验过程中产生的废液和使用过的耗材等都必须用含 10%有效氯的次氯酸钠消毒液浸泡 30min 后方可运出实验室进行集中处理。



## 九、重组 DNA 操作和可能扩大的宿主范围

目前，尚未见到对应用 SARS－CoV 作为载体进行重组 DNA 实验的报道。

## 十、预防和治疗措施

**1. 原则**

《中华人民共和国传染病防治法》已将 SARS 列为乙类传染病，并参照甲类传染病进行管理。要针对传染源、传播途径、易感人群三个环节，采取以管理和控制传染源、

预防控制医院内传播为主的综合性防治措施，努力做到“早发现、早报告、早隔离、早治疗”。在SARS流行的情况下，要采取措施，确保“四早”措施落实到位。强调就地隔离、就地治疗，避免疾病远距离传播。

### 2. 减少或避免人从外环境感染病毒，加强实验室安全

全面加强从事SARS科研、检测、试剂和疫苗生产机构的生物安全管理。严格限定有资质开展研究的实验室和研究者。建立、健全高致病性病原微生物传染病病原管理组织；制订和完善高致病性病原微生物传染病实验室生物安全的技术操作规范，加强可能暴露于SARS-CoV或潜在感染性材料的相关业务人员生物安全知识培训和风险意识教育，切实落实各项管理制度，预防和控制实验室等渠道造成SARS感染和传播，建立实验室工作人员可疑症状报告的制度，并保证他们能及时被定点专科医院收治。



### 3. 预防控制人-人传播

（1）患者的管理　采取早发现、早报告、早隔离、早治疗的措施；

（2）密切接触者管理　对每例SARS患者、疑似患者都应在最短时间内开展流行病学调查，追溯其发病前接触过的同类患者以及发病前3天和症状期密切接触者。对症状期密切接触者均应实施医学观察。一般采取家庭观察，必要时实施集中医学观察，但要注意避免交叉感染。对可

疑的发热患者，应立即住院隔离治疗。

（3）切断传播途径　加强医院内感染控制，建立、健全感染管理组织，制定实验室内预防SARS的管理制度，严格消毒，落实医护人员个人防护措施，促使实验室人员形成良好的工作规范。对患者、疑似患者及探视者实施严格管理。原则上SARS患者应禁止陪护和探视。

（4）易感人群的保护　研究表明，正确使用干扰素对SARS-CoV的感染有一定的预防作用。但目前尚无特效的疫苗或药物预防方法。

### 4. 治疗原则

虽然SARS的致病原已经基本明确，但发病机制仍不清楚，目前尚缺少针对病因的治疗。基于上述认识，临床上应以对症支持治疗和针对并发症的治疗为主，注意合理使用糖皮质激素，正确使用机械通气，积极治疗并发症，积极开展中西结合治疗。应避免盲目应用药物治疗，尤其应避免多种药物（如抗生素、抗病毒药、免疫调节剂、糖皮质激素等）长期、大剂量地联合应用。具体治疗方案详见卫生部《传染性非典型肺炎（SARS）诊疗方案》。

## 十一、人员安全状况评估

制订和完善烈性传染病实验室生物学安全技术操作规范；加强可能暴露于SARS病毒或潜在感染性材料的相关业务人员生物安全知识培训；切实落实各项管理制度；预

防和控制实验室等渠道造成SARS感染和传播；建立实验室工作人员发热等可疑症状报告的制度，并保证他们能及时在定点专科医院治疗，以防止实验室感染扩散到社会。

禁忌人群：从事SARS研究的实验室工作人员必须在身体状况良好的情况下才能进入BSL-3实验室工作，出现下列情况时不宜进入：患发热性疾病；感冒、上呼吸道感染或其他导致抵抗力下降的情况；妊娠、已经在实验室控制区域内连续工作4h以上或其他原因造成的疲劳状态。

工作人员的健康监测期从开始进行实验直至实验结束后半个月，期间应每日早晚测量体温并观察相应症状。若操作者或其所在实验室的工作人员在此期间出现发热、体温高于38℃等类似症状，则应被视为可能发生实验室获得性感染。



## 十二、评估结论

### 1. 病原微生物分类分级依据

根据《中华人民共和国传染病防治法》中的有关规定，SARS属于乙类传染病，按照甲类传染病进行预防控制。《人间传染的病原微生物名录》规定，SARS-CoV危害程度为第二类，属高致病性病原微生物。

### 2. 实验活动、实验室级别以及个人防护要求

在进行临床标本的处理时，所用咽拭子、肺组织和血

液等标本时，其中可能含有活病毒，在实验操作中有可能产生气溶胶的溢出和液体的溅洒等潜在危险。根据《病原微生物实验室生物安全管理条例》以及《人间传染的病原微生物名录》规定，病毒培养相关工作需在BSL－3实验室进行，相关样本检测工作可在BSL－2实验室内进行。

凡是涉及到活病毒的操作，如病毒分离、组织培养、$TCID_{50}$测定、中和实验、间接免疫荧光实验等、SARS－CoV血清学抗原、抗体检测前，对SARS患者的血清进行的56℃水浴90min灭活处理和SARS－CoV电镜标本制作中、超薄切片标本的甲醛、锇酸固定前等，因为是已知病毒，而且病毒浓度较高，因此可能会发生通过皮肤和黏膜接触、经呼吸道或通过气溶胶感染等实验室意外感染。



已经灭活的病毒或标本，用于病毒特异性核酸、抗原、抗体检测和电镜切片的观察实验时，可在BSL－2级实验室进行操作。

为安全和便于操作，在处理临床标本以备接种时，每次操作的标本不超过20份；如果处理经过扩增后的标本，病毒的原始容积≤2.5ml/份时，每次操作的标本数不能超过10份；病毒的原始容积在2.5ml～10.5ml/份时，每次操作的标本不能超过5份；病毒的原始容积在＞10.5ml/份时，每次操作的标本不能超过3份。

### 3. 人员健康和素质要求

实验人员上岗前必须接受严格的生物安全培训以及该

类病毒实验操作技术的全面培训。

**4. 预防和治疗措施要求**

目前尚无特效的疫苗或药物预防方法。感染后的具体治疗方案详见卫生部《传染性非典型肺炎（SARS）诊疗方案》。

**5. 菌（毒）种和实验活动管理要求**

该类病原微生物能够引起人类严重疾病，而且比较容易直接或间接在人与人、动物与人、动物与动物间传播，因此，对毒种的操作都必须在BSL-3实验室内进行。

**6. 应急预案和措施要求**



一旦发现实验室可疑获得性感染患者，应该立即报告实验室负责人和所在单位负责人以及相关管理部门，启动应急预案并采取隔离预防措施。采取早发现、早报告、早隔离、早治疗的控制管理传染源为主的综合性防治措施。对疑似感染者应该采取严格的隔离防护措施，并送至指定点进行诊疗。

# 第三章　引起肺综合征的汉坦病毒的危害评估

## 一、一般生物学特性概述

### 1. 起源

汉坦病毒（Hantavirus）属于布尼亚病毒科（Bunyaviridae）汉坦病毒属（Hantavirus），为单股负链分节段RNA病毒。啮齿类动物为汉坦病毒的天然宿主，病毒可以随着宿主动物的分泌物或排泄物排放到外界，多以气溶胶形式经呼吸道或消化道传染给人。

汉坦病毒主要引起人类的两种疾病：肾综合征出血热（hemorrhagic fever with renal syndrome，HFRS）及汉坦病毒肺综合征（Hantavirus pulmonary syndrome，HPS）。我国是肾综合征出血热的流行区，病例占世界总数的90％以上。汉坦病毒肺综合征是20世纪90年代确认的一种新型汉坦病毒感染所致的传染性疾病，病死率很高，主要发生于北美和中南美洲，近年来欧洲地区也有相关病例报告。

1993年5月，在美国西南部的亚利桑那、新墨西哥、科罗拉多和犹他州交汇地，被称为四角（Four Corners）的一个农村社区发生了不明原因的肺部疾病暴发。首例患者是新墨西哥州一个纳瓦霍人，因呼吸急促入院，很快死亡。继而在亚利桑那、科罗拉多和犹他等州也出现类似病例。当地医务人员、科研人员、国家和地区的卫生行政机构以及美国疾病预防控制中心对此进行了深入调查和描述：在最初的17例患者中，开始主要表现为流感样症状，即发热、肌肉疼痛、头痛和胃肠道症状等，但较短的前驱期过后疾病发展非常迅速，出现呼吸衰竭、低血压、休克和非心源性肺水肿，13例患者死亡，病死率高达76%。通过流行病学调查和分子生物学、病理学研究，确定该病是由一种新型的汉坦病毒所引起，病原体是辛诺柏病毒（Sin Nombre Virus，SNV），鹿鼠是原始的啮齿动物宿主。



目前已证实美国的31个州都有病例发现，但多数集中在四角地区。至少有4种病毒与HPS有关，分别是辛诺柏病毒、黑港渠病毒（Black Creek Canal Virus，BCCV）、牛轭湖病毒（Bayou Virus，BAYV）和纽约病毒（New York-1 Virus，NYV）。除美国外，加拿大、巴西、巴拉圭、阿根廷、玻利维亚以及德国、南斯拉夫、瑞典、比利时等均有HPS的发生和流行，加拿大和其他南美国家也分离或用分子生物学的方法发现了许多与HPS密切相关的病毒，例如安第斯病毒（阿根廷和智利）、黑拉古拿病毒（巴拉圭和玻利维亚）、里约玛摩病毒（玻利维亚和秘鲁）和德噶提托谷病毒（委内瑞拉）等。汉滩病毒、汉城病毒等发现时间较长的汉坦病毒统称为旧世界汉坦病毒，所有引起HPS的汉坦病毒统称为新世界汉坦病毒，其病毒结构和基因组结构与旧世界汉坦病毒相同或相近。

### 2. 基因组及编码产物

汉坦病毒肺综合征的病原体属布尼亚病毒科汉坦病毒属，是一种有包膜分节段的负链RNA病毒。基因组由L、M和S三个片段组成，S片段编码病毒核蛋白，这种核蛋白可诱导机体产生非中和性抗体，在免疫保护中起一定作用。M片段编码病毒膜糖蛋白，包括G1和G2两种。G1糖蛋白拥有主要的抗原决定簇，毒力基因可能也在G1区。糖蛋白诱导产生中和抗体、血凝抑制抗体，可以诱导抗病毒细胞免疫，是病毒与细胞融合并进入细胞的主要功能部位。L片段编码L蛋白，主要是病毒多聚酶（或转录酶）蛋白，在病毒复制中起主要作用。



### 3. 形态特征

病毒颗粒呈圆形或者椭圆形，直径在75～210nm之间，平均为122nm。病毒颗粒有双层脂质包膜，包膜表面有糖蛋白组成的突起，长度一般为6nm，这些突起形成很多规则的方格状形态。在病毒感染的细胞内可以看见为数较多、形态不一的包涵体，可以呈丝状、颗粒状、颗粒丝状以及小泡状等。

### 4. 培养特性

多种原代、传代及二倍体细胞如金黄色地鼠肾细胞系（BHK-21）、非洲绿猴肾细胞系（VERO-E6）、人肺腺癌细胞A549、人胚肺成纤细胞2BS均对病毒敏感，实验室常用非洲绿猴肾细胞、人肺癌传代细胞（A549）等分离培养病毒。病毒在细胞内一般不引起可见的细胞病变，需采用免疫学方法检测和证实。

### 5. 流行特征

（1）疫源地　病例的发生与生态类型和地理位置有关，HPS病例的暴露地点多在海拔1 800～2 500m的刺柏属林地、草原和大盆地的灌木丛中。



阿根廷通过回顾性分析，发现早在20世纪80年代就存在HPS，根据地理和病原体的不同，分为3个疫区，即北部区（毗邻贝尔梅霍河的亚热带）、中部区（潮湿的平原区，气候温和）和南部区（毗邻安第斯山脉，气候相对寒冷，被森林覆盖）。但美洲各国尚未对HPS的疫源地进行分类。

（2）地理分布　美洲的许多国家都发现了HPS，HPS病例迅速增加，每年发生的HPS病例达1 000～2 000例。HPS广泛分布于北美、南美（阿根廷、玻利维亚、巴西、智利、巴拉圭和乌拉圭）以及美洲中部的巴拿马等。其他洲尚未发现HPS的发生。

（3）疾病发生的时间规律　各个国家HPS的季节分布

不完全相同。通常，HPS一年四季均可发生，但美国主要发生于春季和夏季；阿根廷大部分发生于秋季和春季；加拿大有40%发生在4、5、6三个月。

## 二、致病性和感染剂量

### 1. 致病性

HPS最基本的病理变化是肺部毛细血管渗透性增加，导致严重的肺水肿，但与肾综合征出血热一样，其发病机制并不清楚。

病毒进入机体后，迅速、广泛分布在肺、心、肾、肾上腺、胰腺和骨骼肌的内皮细胞中。研究发现，肺组织中含有高细胞载量的大量淋巴母细胞和巨噬细胞浸润。血管内皮细胞可能由于淋巴因子的介导而发生肺毛细血管渗透性增加。Mori等人用免疫组化的方法，对死亡HPS患者的肺组织进行染色，计数产生细胞因子，即白细胞介素（interleukin，IL）-1α、IL-1β、IL-6、肿瘤坏死因子（tumor necrosis factor，TNF）-α等细胞因子和干扰素（interferon，IFN）-γ、IL-2、IL-4和TNF-β等淋巴因子的细胞，发现这类细胞在HPS患者肺和肾脏中数目明显增加，提示局部细胞因子的产生在HPS的发病中具有重要的作用。然而，不同型别的汉坦病毒为什么会分别导致以肾脏损害为主的HFRS和以肺组织损害为主的HPS，其原因尚不清楚。

HPS患者在肺水肿发生前出现明显的病毒血症，在血浆中的病毒很快被清除后，肺部的损伤仍然继续，提示内皮细胞的改变并非是病毒感染所导致的病变直接作用的结果。HPS患者肺内皮细胞中有大量$CD8^+$T淋巴细胞浸润，严重者其外周血中病毒特异性的$CD8^+$T淋巴细胞明显高于一般患者（分别是44.2%和9.8%）。同时，病毒感染的内皮细胞自身还可以分泌一些吸引T淋巴细胞的细胞因子。

**2. 感染剂量**

HPS病原体致病性强。一般认为，疾病症状的出现主要是机体免疫调节的改变所致，而不是病毒诱导的细胞死亡造成的。病毒感染致病的具体剂量尚未见到详细报告。



## 三、感染途径及潜在暴露结果

**1. 自然感染**

（1）通过啮齿动物分泌物形成的小颗粒气溶胶（特别是刚排出的尿），经过呼吸道传播；

（2）人类活动中由于将污染的土壤、垃圾或动物巢穴中的粪便扬起，形成了经空气传播的感染性颗粒；

（3）啮齿动物咬伤，伤口传播，但并不常见；

（4）人-人传播，在1996年阿根廷南部的HPS暴发时首次发现了人-人传播，1997年在智利的两个家族成员中发生的HPS也可能存在人-人传播。虽然其流行病学意义有待于进一步评价，但应该引起高度重视；

（5）蜱、跳蚤、蚊子和其他叮咬类节肢动物在HPS传播中的作用尚不清楚。

**2. 潜在暴露结果**

（1）潜伏期　目前尚不能确定HPS的暴露时间和地点。为确定HPS的潜伏期，Young等人对具有确定的、独立的暴露日期的11例HPS研究发现，HPS的潜伏期为9～35天，平均潜伏期为14～17天。

（2）临床表现　HPS典型病程可分为4期，即发热期（前驱期）、心肺期、多尿期和恢复期。



**发热期**

典型的发热期为3～5天，与其他病毒性疾病没有区别，主要是流感样症状，包括发热、严重肌肉疼痛（特别是大腿和后背等大肌群疼痛）、寒战、头晕、头痛等，有时会出现消化道症状如食欲减退、恶心、腹泻和腹痛（腹痛可能非常严重，类似于阑尾炎或肾盂肾炎）。北美发生的HPS很少见到结膜充血，但在南美巴塔哥尼亚地区常见“面红”（面部充血）表现。一般没有上呼吸道感染的表现如咳嗽、咽痛、流涕等，但有时可能发现肺啰音或胸膜渗出，这是心肺期发生肺水肿的前兆。

**心肺期**

发热期过后，病情发展迅速，在4～24h内出现低血压和肺水肿，并出现严重的通气不足。呼吸急促是HPS早期肺水肿的一个敏感指标，呼吸频率可达24次/分。

早期肺水肿的X线表现为Kerley B线（说明存在小叶间隔水肿）；支气管管壁增厚、边缘模糊、出现袖口征；肺血管充血；肺基底部肺泡-肺间质积液等。Boroja等则根据HPS的X线表现将其分为两类：一类是暴发型HPS：患者出现严重的呼吸窘迫，迅速进展为呼吸衰竭并死亡，放射线检查可发现弥漫性肺泡水肿，类似于成人呼吸窘迫综合征；另一类是局限型HPS：患者临床症状较轻，放射检查可见非心源性间质肺水肿，但渗出轻微。肺水肿不是心源性的，因为用Swan－Ganz导管测到的肺毛细血管楔压正常，X线检查心脏大小也正常。肺泡毛细血管渗透性的显著增加可导致高蛋白性肺水肿，非常严重的患者甚至每小时能抽出1L的血清样液体。此时，患者出现明显血氧不足，血氧饱和度在患者处于低海拔高度时为95%，海拔2 000m以上时为90%。



休克的出现常伴有少尿和短暂的精神错乱。由于循环血大量渗出到肺间质和空气间隙中，导致血容量降低，继而造成血压下降。大多数患者还会出现严重的心肌无力，极其严重者其心脏射血指数低于2.2 $L/min/m^2$。

由于大部分病例的死亡原因都是心肌功能障碍和灌注不足而不是组织缺氧，所以最近有学者开始用汉坦病毒心肺综合征（Hantavirus cadiopulmonary syndrome，HCPS）代替HPS。

**多尿期**

伴随着多尿的出现，说明患者进入了多尿期。此期的特征是肺水肿液体被快速清除、发热消退，但有发生休克的可能。

**恢复期**

恢复期可从 2 周一直持续到 2 个月，患者基本上完全康复，但肺功能和其他临床指标尚需复查。

南美的病例还有其他临床表现，包括出血（如淤点、淤斑，但在北美没有发现）和肾脏损害（如镜下血尿和管型）。另外，南美的 HPS 还出现在儿童中，这在北美也少见。

（3）预后　本病预后较差，病死率高。经多因素分析认为，细胞压积容积以及乳酸脱氢酶的水平越高，病死率越高；细胞压积容积越高和凝血酶活性时间越长，预后越差。此外，白细胞计数越高和活性凝血酶时间越长，病死率越高。



## 四、环境中的稳定性

### 1. 自然环境中的稳定性

病毒颗粒对酸、碱环境敏感，病毒耐受的酸碱度为 5.5～8.0，在 pH 6.6～8.8 时感染性可维持 30min，pH 6.6 以下和 pH 8.8 以上病毒将被灭活。病毒在室温可以存活 3 天，在室温条件下，感染性可保持 1～3 天。在有胎牛血清存在的情况下，病毒的稳定性明显增强。

### 2. 灭活条件

病毒可通过氯仿、乙醚、乙醇、丙内脂、60℃加热30min、pH值低于5.0的酸溶液酚、次氯酸、钴60照射等途径灭活。

## 五、被操作微生物的浓度和剂量的影响

灭活的标本可以在一级生物安全柜中操作，采用生物安全一级（BSL-1）实验室的防护措施。对于可能含有活病毒的标本，如鼠肺组织、患者血液标本和患者尸检标本等，要以生物安全二级（BSL-2）实验的防护措施进行防护。



## 六、自然宿主和易感人群

### 1. 自然宿主

美国发生的HPS绝大部分是由辛诺柏病毒引起的，鹿鼠是其最重要的自然宿主，广泛分布在美国东南部以外的地区。在亚利桑那、科罗拉多和新墨西哥等州，30%的鹿鼠病毒抗体呈阳性。在犹他州中部，在所捕捉到的6种鼠种中，大多数是鹿鼠，辛诺柏病毒抗体阳性率高达29.7%，其他鼠种也有抗体阳性者，但阳性率比较低。在最初发生HPS的美国四角地区，鹿鼠中汉坦病毒的抗体阳

性率分别为 27.5％（城镇周围）和 32.5％（农村地区），在蒙大纳州西南部地区，在春、秋季捕捉的雄性鼠中，辛诺柏病毒的血清抗体阳性率为 20％。

刺毛棉鼠是黑港渠病毒的自然宿主，在美国加利福尼亚州很容易捕捉，而且血清阳性率也最高。Glass 等人在美国加利福尼亚南部调查发现，刺毛棉鼠的血清阳性率达 11％。在所检测的所有血清阳性鼠中，刺毛棉鼠占 95％。

白足鼠是纽约病毒的自然宿主，在大西洋中部各州如北卡罗莱纳州、维吉尼亚州都有分布。而在美国东南部沼泽米鼠则是牛轭湖病毒的自然宿主。此外，在北美可能的自然宿主还有草原田鼠、西方收获鼠和墨西哥收获鼠等。



在南美，汉坦病毒的自然宿主主要有长尾米鼠（安第斯病毒）、晚祈鼠（黑拉古拿病毒）、小耳米鼠（里约玛摩病毒）和阿尔斯通棉鼠（德噶提托谷病毒）。此外，可能的自然宿主还有黄色米鼠、碳黑米鼠等。

当然，一种病毒并非只感染一种啮齿动物。鹿鼠虽然是辛诺柏病毒的原始宿主，但在其他鼠种中也曾检测到血清抗体阳性，这一方面可能是试验过程中出现对辛诺柏病毒的交叉反应，另一方面也可能是在其他的鼠种中确实存在辛诺柏病毒的感染。因此，需要进一步研究，以区分和确定各鼠种与病毒的关系。

### 2. 易感人群

人群对 HPS 病原体普遍易感，从 1993 年 5 月—2007

年7月美国共报告465例病例，35%病例死亡。所有病例中，64%为男性，37%为女性。年龄分布在10～83岁，平均年龄38岁。其中白人病例占78%，美国印第安人病例占19%，非洲美国人占2%，亚洲人占1%，大约14%病例为西班牙人。分布地区涉及美国30个州，超过一半病例处于四角地区以外，3/4病例位于农村地区。

## 七、实验动物研究、实验室感染或院内感染信息

有研究表明，鹿鼠不仅是辛诺柏病毒的自然宿主，也经常用作实验动物。自然感染纽约病毒NY21型的白足鼠，经蛋白印迹实验证实血清内有抗体存在。间接免疫荧光实验可检测到与SEOV和PUUV反应的抗体。经序列分析发现NY 21的基因片段与自该地区HPS患者分离的人源性毒株同源性达99%。超微结构研究表明，在鼠肺的基底细胞可见病毒颗粒；进一步研究发现，小鼠肝脏门脉周围可见淋巴细胞浸润轻度增加。此外感染小鼠肺泡间质水肿，Ⅰ型肺泡细胞增生。因此，这种白足鼠也可以作为研究HPS的动物模型。



曾经有过因动物实验发生HPS病毒感染事故的报道。其可能的感染途径有：①在不知情的情况下由其他研究机构接受感染动物；②感染动物在实验室中造成传播感染；③引进流行区捕获的感染野生啮齿动物用作实验；④在不知情中将已被病毒污染的冻存癌细胞或活体组织接种于实

验动物。可见，实行动物检疫是至关重要的措施。

1996年，在阿根廷内格罗河省暴发HPS，共发现18例患者。此次暴发的一个最大的特点是首次发现了HPS的人-人传播。大部分病例在发病前2～3周都有与患者接触的历史，而后在2周内发病。治疗患者的3名医生也感染发病。非常典型的是一位布宜诺斯艾利斯的医生在治疗一位HPS患者（此患者从暴发地转院到布宜诺斯艾利斯）27天后也发病，提示HPS存在院内感染的风险。

## 八、实验活动评估

### 1. 临床标本的处理

临床标本包括血液、体液、尸检组织等。尽管尚未证明临床样品在汉坦病毒的传播中起作用，但可能性是存在的。在处理可能受到HPS病毒感染的血清标本时，必须在BSL-2实验室中进行。血液、体液样品的离心和细胞成分离心必须在生物安全型离心机中进行，盛装这些样品的容器必须在生物安全柜中打开。

### 2. 病毒的组织培养

病毒培养必须在BSL-3实验室进行，尽管尚未发现HPS病毒引起的实验室感染的病例，但处理病毒时仍需相当谨慎。在进行含病毒的细胞培养液浓缩和离心时，应特别小心。必须用带封口盖的离心瓶和封口的转子。

### 3. 实验室检测

实验室检测包括病毒 $TCID_{50}$ 测定，病毒空斑形成试验，HPS 病毒空斑减少中和试验，组织内 HPS 病毒抗原的检测，血清学检测，各种标本的灭活处理和 HPS 病毒抗原片制备等工作。在进行上述实验操作过程中容易出现气溶胶污染环境和感染人员的机会，必须做好各种防护。

病毒抗原、抗体血清学检测，由于患者的血清在检测前要在 56℃水浴灭活 90min，产生危害的可能性很小。可能出现的危害包括灭活前感染性材料的滴洒或溅出。

灭活材料的危害比临床标本和活病毒的危害低，可以在 BSL-2 和以下级别的实验室操作。



在操作活病毒过程中可能会产生气溶胶，而气溶胶传播是 HPS 病原体的最主要传播方式，因此，活病毒的操作必须在BSL-3 级实验室进行。操作者必须使用个人防护服，如果不能有效地将气溶胶限定在一定范围，则必须使用呼吸装置。实验室必须配制含有 5%有效氯的消毒剂以备消毒使用。

## 九、重组 DNA 操作和可能扩大的宿主范围

到目前为止，我国仅发现了导致肾综合征出血热的汉坦病毒和普马拉病毒，未发现导致肺综合征的汉坦病毒。但进行动物检测时发现，中国有 73 种脊椎动物能自然感染汉坦病毒。汉坦病毒可能受到宿主动物和地理生态环境等

条件的限制，在我国没有广泛分布。

伴随DNA重组等分子生物学技术的发展，反向遗传学技术在病毒尤其是RNA病毒的研究中，得到广泛应用。反向遗传学技术通过核苷酸序列的突变、缺失、插入等手段，可以复制汉坦病毒，甚至制造出新型病毒。DNA重组技术和反向遗传学技术使我们可以直接从病毒的遗传物质入手来研究基因的生物学功能，了解病毒的复制机制和致病机制等，具有广泛的研究与应用前景。由于存在着由反向遗传学技术制造出新型高致病性汉坦病毒的可能性，所以，对于制作病毒重组体或类似危险的操作应该经过国家病原微生物实验室生物安全专家委员会的论证。

## 十、预防和治疗措施



### 1. 主导预防措施

(1) 由于HPS主要是吸入含病毒的鼠类动物排泄物的空气所致，因此预防措施中最重要的是灭鼠防鼠，并避免与鼠类动物及其排泄物的接触。① 改善食物储存方式、加高垃圾箱、封堵居住地洞穴和裂缝等措施，消除鼠类动物巢穴；② 药物灭鼠，减少鼠群数量；③ 清扫鼠类动物孳生地时应注意，先用10%漂白剂或其他消毒剂喷洒，并做好个人防护；④ 避免手拿鼠类动物，野外宿营时应用吊床。

(2) 疫苗研究　尽管目前已有肾综合征出血热的汉坦病毒灭活疫苗，并且对肾综合征出血热的防疫效果很好，但不清楚是否也能够对汉坦病毒肺综合征具有保护效果，故不推荐使用。利用重组DNA技术如重组杆状病毒，痘苗病毒或新得毕斯病毒生产汉坦病毒蛋白或裸DNA疫苗等正处于实验研究中，其中一些在实验阶段显示了较好的前景。

1999年，Cho等人对灭活汉坦病毒疫苗进行了研究，结果64名志愿者在疫苗接种30天后，有79%产生了抗体。第二次加强免疫后1个月，血清阳转率达97%。抗体在1年后下降，但在所有受试者中均存在记忆应答。然而，中和抗体的产生并不理想，加强免疫后1年，只有50%检测到中和抗体。有研究表明，即使在没有中和抗体出现的情况下，疫苗仍然能够起到保护作用。DNA疫苗研究也取得了一定的进展，能够在猕猴中产生高滴度的中和抗体，它对安第斯病毒和辛诺柏病毒都有中和作用。



### 2. 治疗措施

尽管有报告说利巴韦林在减少HFRS病死率方面有效，但对HPS还没有有效的治疗方法。HPS早期（发热期）应用利巴韦林进行抗病毒治疗可能有效，适用于密切接触HPS患者的人或高度暴露的人群，但在心肺期可能无效。

鉴于目前没有有效的药物治疗，而且HPS的病情发展很快，因此，有效的医疗处理重点应该是输液、血液动力学监测和输氧等，应当转至特护病房进行密切观察。

除对症治疗和各种支持疗法如退热、减轻疼痛（可用扑热息痛，但禁止使用阿司匹林）、止吐和卧床休息外，主要是维持血压和血氧饱和度，防止休克发生。有资料表明，当患者发生休克时，病死率可达 80%；如果没有发生休克，则病死率只有 10%。某些患者由于呕吐和腹泻需要输液，但应注意输液过多可能会增加重肺水肿的发生率。根据患者对治疗的反应，可早期应用促进心肌收缩的药物。由于肺水肿发生很快，血氧饱和度可能会在几个小时内迅速下降，因此应持续监视，必要时可气管插管和机械输氧。

试验性治疗方法包括体外膜输氧（ECMO）和一氧化氮吸入等，但相关的经验不多。利用恢复期患者的血清进行的被动免疫疗法，在出现严重的临床症状之前可能有效。



对 HPS 疑似患者应及时诊断和处理，并转至特护病房进行密切观察和治疗。在北美没有发现人-人传播，但由于南美（阿根廷和智利）已经发现了人-人传播，因此应对 HPS 患者进行隔离，并对其密切接触者进行医学观察，必要时可预防性地使用利巴韦林。

## 十一、人员安全状况评估

### 1. 健康监测和健康状况评估

在操作 HPS 病原体相关实验之后的 3 周内，应密切观察实验操作者的健康状况并且做好记录。主要的观察内容包括发热和肺部症状，如果实验操作者出现了发热、呼吸窘迫、呼吸困难和干咳等症状，应高度怀疑为疑似病例，及时进行相应处理。

一旦实验室人员发生了 HPS 感染，应立即到指定医院确诊，接受相应的支持和对症治疗，并报告各级疾病控制中心及相关卫生管理部门。

### 2. 人员资质和培训

进入 BSL－3 实验室从事汉坦病毒的实验工作人员应为本单位正式职工，掌握 HPS 病原体传播、致病理论及病毒基本实验操作技能，经 BSL－3 生物安全培训、考核合格后，方可上岗。且每年必须进行一次 BSL－3 生物安全知识和技能培训考核。



对实验室所有相关人员，包括清洁人员、运输工、修理工等也要定期举行培训，使他们熟悉工作环境，了解潜在的危害以及相应的事故预防和紧急情况处理措施。培训考核合格后方可进行相应的工作。

## 十二、评估结论

### 1. 病原微生物分类分级

HPS 致病原可引起人急性呼吸道传染病。该病以起病急、病死率高为特点。根据《中华人民共和国传染病防治法》，该病被列为按甲类传染病管理的乙类传染病。根据《人间传染的病原微生物名录》规定，引起肺综合征的汉坦病毒为危害程度第二类病原微生物，属高致病性病原微生物。

**2. 实验活动与实验室级别以及个人防护要求**

病毒的分离、培养和动物实验需在 BSL-3 实验室内进行，未经培养的感染材料需在 BSL-2 实验室内进行，灭活材料和无感染性材料可在 BSL-1 实验室内进行操作。严格按照相应实验室安全操作指南进行操作。实验操作中常以 1%次氯酸钠或有机溶剂处理实验台面和所用物品。

凡有发热、患有基础性疾病、免疫力低下、免疫抑制、免疫缺陷的人员，孕妇均不适合操作本实验。所有 BSL-3 和 BSL-2 实验室废弃物应在实验室内高压蒸气灭菌。



引起肺综合征的汉坦病毒致病力强，临床疗效差，积极地预防和防护是预防实验室感染的最有效方法，从事相关病毒的工作人员必须经过生物安全培训并取得相应的资质，在身体健康状态良好的情况下准入实验室。

在定点医院保健就医是防止实验室发生人员感染后扩散到社会的重要措施。

**3. 人员健康和素质要求**

所有涉及肺综合征汉坦病毒操作的工作人员必须具有较高的专业知识、丰富的实验室工作经验、较强的工作能力、健全的个人心理素质以及良好的健康和免疫状态。

### 4. 菌（毒）种和实验活动管理要求

根据《病原微生物实验室生物安全管理条例》规定，该类病原微生物能够引起人类严重疾病，对毒种操作都必须在 BSL-3 实验室内进行。

# 第四章　禽流感病毒的危害评估

## 一、一般生物学特性概述

### 1. 病原微生物起源

野生水禽是流感病毒的天然宿主，目前从禽鸟类已分离到的流感病毒有 16 种血凝素抗原（H1～H16）和 9 种神经氨酸酶（N1～N9）抗原。这些抗原能以不同的组合产生各类毒株。目前感染人类的主要是 H1、H2 和 H3 亚型流感病毒。依据病毒对禽鸟致病能力的大小，禽流感病毒分为高致病性、低致病性和无致病性，其中高致病性禽流感病毒有 H5 和 H7 两个亚型，但并非所有的 H5 和 H7 都是高致病性毒株。

人禽流感是人类直接感染了禽流感病毒后，以急性呼吸道感染为临床表现的一类传染性疾病。由禽流感病毒 H5N1 引起的临床症状重，病死率高。1997 年，香港一名 3 岁的男童因感染禽流感病毒 H5N1 而死亡，随后共有 18

例感染，其中6人死亡。此后，相继有禽流感病毒H9N2、H7N7感染人类以及H5N1病毒再次感染人类的报道，禽流感与人禽流感的关系开始受到关注。自2003年2月始，全世界多个国家暴发了高致病性禽流感病毒H5N1动物感染疫情；截至到2007年4月11日，全球共有291例人H5N1感染病例，其中172人死亡。从1997年香港和2003年的禽流感病例中分离出的病毒株与病死禽中的H5N1病毒在基因进化上高度相关，提示感染人类的高致病性禽流感病毒来源于禽类，特别是家禽。

禽流感病毒H7N7感染引起的症状相对较轻，以眼结膜炎和轻微的呼吸道症状为主。有报道的第一次禽流感病毒感染人的事件发生在20世纪70～80年代，是以自限性结膜炎为临床表现的H7N7感染。最近的一次发生在2003年，荷兰一家农场有83名工人及家属被确诊为H7N7感染，症状以眼部和呼吸道感染为主，其中一名外科医生死亡，他的家人未接触病禽但也被证实为H7N7感染。



### 2. 基因组及编码产物

禽流感病毒是甲型流感病毒，属正黏病毒科，为分节段的单股负链RNA病毒。病毒有8个基因节段，编码至少11种蛋白：位于病毒包膜上的HA和NA糖蛋白、基质蛋白（M1）、离子通道蛋白（M2）、核蛋白（NP）、非结构蛋白NS1和NS2以及组成RNA依赖的RNA聚合酶（RNA - dependent RNA polymerase，RnRp）的3个亚基蛋白（PB1、PB2和PA）。新近发现的PB1 - F2蛋白是由

PB1 开放阅读框编码的蛋白质，和其他蛋白质相比，它的功能特殊，人们了解的还不多。所有流感病毒 RNA 的 5′和 3′端均具有保守性。甲型流感病毒根据表面抗原 HA 和 NA 的不同再分为若干亚型。

#### 3. 形态特征

流感病毒是多形性的囊膜病毒，常为球形，直径多为 80～120 nm。

#### 4. 培养特性

病毒可经鸡胚和狗肾上皮细胞株 MDCK 分离。鸡胚分离到的病毒可由血凝实验证实。细胞分离病毒时，可观察到明显的细胞病变（cytopathogenic effect，CPE），即成片的细胞呈网状，细胞变圆、脱落。高致病性禽流感病毒可感染多种类型的细胞，包括单核/巨噬细胞、上皮细胞、血管内皮细胞及血管周围的实质细胞等。在已感染的鸡、小鼠体内可见病毒广泛分布。

### 二、致病性和感染剂量

#### 1. 致病性

流感病毒通过 HA 吸附于呼吸道上皮细胞，在蛋白酶的作用下，HA 水解，病毒与细胞融合而感染细胞。高致病性禽流感病毒 HA 酶切位点处有多个碱性氨基酸，易被机体内广泛存在的蛋白酶水解，使多种类型的细胞感染。人流感病毒与禽流感病毒的受体不同，前者同含有 2-6-唾液酸-半乳糖的受体结合，后者同 2-3-唾液酸-半乳糖的受体结合，人类上呼吸道主要是 2-6 连接的糖受体，下呼吸道及肺组织也可见 2-3 连接的糖受体分布。体外实验观察结果表明，H5N1 也能感染鼻咽部和上呼吸道的上皮细胞，提示可能存在其他的结合受体。

不同于其他流感病毒的感染，人禽流感病毒 H5N1 的感染表现为以下呼吸道为主的全身系统性感染，肺间质可见大量单核/巨噬细胞及淋巴细胞浸润。病毒进一步播散并感染单核/巨噬细胞，在病毒及细胞因子刺激下，巨噬细胞和淋巴细胞过度活化，表现为吞噬功能增强，产生大量的促炎症因子如 IL-1、IL-6、TNF-α及趋化因子等；T 淋巴细胞活化并增生，释放大量 IFN-γ。同时，又存在选择性的免疫细胞，如 NK 细胞和杀伤性 T 细胞杀伤功能减低或缺乏。这些“细胞因子风暴”对机体组织脏器产生损伤，造成缺氧、淋巴细胞减少、多器官功能衰竭，从而导致患者死亡。



实验动物模型发现，多种动物如猫、豹、血貂、小鼠和猴等均可感染高致病性禽流感病毒 H5N1。H5N1 的人-人传播较局限，WHO 证实的病例大多数有病禽接触史。隐性感染在人群中存在，但比例很低。体外实验已证实，H5N1 的高致病力同病毒的 PB1 及 NS 相关。

### 2. 感染剂量

1991 年，Beare 和 Webster 对志愿者进行的试验发现，禽流感病毒在人体内很难复制，需在极大剂量 $EID_{50}$ 感染下才可见到病毒复制，但该剂量并不引起人-人传播。目前较肯定的是近距离经呼吸道飞沫传播。对病死病例的分析发现，高水平的病毒负荷及宿主的高炎性反应是致死的主要原因。

## 三、感染途径及潜在暴露结果

### 1. 自然感染

大量流行病学调查结果提示，该病的传播途径可能是近距离的空气飞沫传播、接触患者呼吸道分泌物和密切接触造成的。传播模式为：①主要是由于人吸入感染禽的分泌物或排泄物飞沫；②直接接触病禽，通过人的消化道、呼吸道、皮肤损伤和眼结膜等途径传播；③有文献报道存在垂直传播；④禽中的传播途径多种多样，可通过空气飞沫、水源、密切接触、垂直传播、人的机械传播和蚊虫叮咬等途径传播。



### 2. 其他感染途径

实验室人员在从事人高致病性禽流感病毒的检测、病毒培养及分离、病毒灭活及相关实验过程中，因实验操作而造成实验室感染的机会很多。例如，在实验过程中吸入气溶胶造成呼吸道感染，处理感染性材料而导致皮肤和眼睛感染；被破损器皿刺伤或使用锐器不当造成扎伤而引起经血液感染等。

### 3. 潜在暴露结果

临床表现：病毒感染的潜伏期一般为2～4天，平均为3天。发病前1天开始排毒，排毒时间儿童比成人长，免疫抑制者可长达1个月。临床表现为急性起病，早期类似一般流感，主要为发热，体温大多持续在38℃以上，持续1～7天，一般为3～4天，可伴有流涕、鼻塞、咳嗽、咽痛、头痛和浑身不适。少数患者可有恶心、腹泻、稀水样便等。重症患者病情发展迅速，可出现肺炎、急性呼吸窘迫综合征、肺出血、胸腔积液、全血细胞减少、多脏器功能衰竭、噬血细胞综合征、休克及Reye综合征等多种并发症，颅内感染也有报道。和一般流感病毒比较，机体对高致病性禽流感H5N1病毒的清除是延迟的。



预后：感染高致病性禽流感H5N1者预后较差。影响预后的因素除病毒外，还与患者的年龄、是否伴有基础性疾病、治疗是否及时以及是否发生并发症等有关。有基础性疾病（如慢性肝炎、糖尿病）、年老体弱和孕妇的预后较差。

## 四、微生物在环境中的稳定性

### 1. 自然环境中的稳定性

禽流感病毒4℃在粪便中可存活35天，37℃在粪便中可存活 6 天，在 pH=5 的条件下仍有存活能力。病毒对低温抵抗力较强，在有甘油保护的情况下可保持活力 1 年以上。

**2. 灭活条件**

禽流感病毒为有囊膜的病毒，故对乙醚、氯仿、丙酮等有机溶剂敏感。乙醚在 4℃24h 可完全灭活病毒，75%乙醇 5min 可使病毒失去活力，含 10%有效氯的氯消毒剂 5min 可以灭活病毒。流感病毒实验室采用 80%丙酮处理 10min，经 3 次鸡胚传代，证实该法是安全的。采用 4%多聚甲醛灭活禽流感病毒也是可行的。流感病毒为负链 RNA 病毒，基因组 RNA 不具备感染性，因而病毒核酸提取后可在 BSL-2 实验室操作，禽流感病毒对热比较敏感，65℃加热 30min 或煮沸（100℃）2min 以上可灭活。紫外线灭活病毒常引起病毒的多重复活，因此，紫外线灭活后的标本仍需在 BSL-3 实验室操作。

## 五、被操作微生物的浓度和剂量的影响

**1. 一般操作的浓度和剂量**

在进行活病毒操作时，如咽拭子、肺组织、血液标本的处理和病毒的分离实验，检测所用的标本来自疑似病例，标本中可能含浓度不同的活病毒，因此需要按照高级别安全防护水平。凡涉及病毒分离，必须在 BSL-3 实验室

进行。

大剂量的病毒制备必须在 BSL－3 实验室进行，同一病毒亚型的不同病毒株不能在同一生物安全柜及培养箱中操作。鸡胚培养的病毒在 20 份以内，体积不能超过 50ml。病毒滴度通常可达 $2^7 \sim 2^9$ HAU/50μl。用细胞分离或繁殖病毒时，每次仅限一种毒株，且体积不超过 30ml。病毒滴度通常可达 $10^6 \sim 10^7$ $TCID_{50}$/ml。保存病毒时，冻存管中的病毒悬液一般为 0.5～1ml/管。

病毒 RNA 的提取实验使用的是来自临床上的咽拭子和血液标本，由于疑似患者标本的病毒浓度原则上比上述各种实验过程所用到的病毒原液小得多，因此认为在提取之前有一定感染性，但灭活后无感染性。



### 2. 标本浓缩操作的浓度和剂量

实验室涉及的活病毒浓缩，每次仅允许操作一种病毒株，体积不超过 50ml。

## 六、自然宿主和易感人群

### 1. 自然宿主

禽类特别是野生水禽是流感病毒的天然宿主，它们主要携带的 H5、H7 亚型通常是低致病性的。经研究发现，迁徙的候鸟将低致病性 H5、H7 病毒传播给家禽后，这些病毒就突变为高致病性的了。当然，也有证据支持迁徙的候鸟直接传播高致病性流感病毒。甲型流感病毒可广泛感染鸡、鸭、鹅、鹌鹑以及海洋和陆生的多种哺乳类动物，包括鲸、海豚、猪、马等。因为在猪体内发现不同流感病毒间的基因重排现象，故称其为“混合皿”。

一般来说，人群对禽流感病毒普遍易感，但人-人传播较局限。人传染后的病死率高达60%。1997年的H5N1感染，表现为儿童病情轻而成人重；2004年后的则儿童病情较重。实验动物模型发现，多种动物如猫、豹、血貂、小鼠和猴也能感染高致病性禽流感病毒H5N1，但目前尚未发现由这些动物传染给人。

### 2. 易感人群

高致病性禽流感病毒H5N1的易感人群尚不清楚。我国的病例特点提示，体弱、免疫力低者及孕妇易感。



## 七、实验动物研究、实验室感染或院内感染信息

### 1. 动物实验数据

本实验室不涉及相关的动物实验。国际禽病组织对高致病性禽流感从3方面给予了定义：①任何禽流感病毒，给8只4～8周龄的易感鸡接种10倍稀释的含病毒尿囊液0.2ml，如果10天内死亡≥6只，即认为是高致病性禽流感病毒；②如果一个毒株不是H5和H7亚型，但能致死

1～5只鸡，则需要做细胞培养；在不加胰酶的情况下，观察CPE和蚀斑形成；如果均为阴性则可以认为该毒株不是高致病性禽流感病毒；③所有低致病性禽流感病毒和其他禽流感病毒，如果不加胰酶能够在细胞上生长，则要测定血凝素联结肽的氨基酸序列，如果序列与其他高致病性禽流感病毒类似，则认为是高致病性禽流感病毒。这个定义弥补了过去仅凭死亡率定义的缺陷。

对4～6周龄BALB/c小鼠鼻内接种$10^5$ $EID_{50}$ H5N1病毒后，即可在上、下呼吸道检测到病毒复制，并出现明显的和人感染H5N1后相似的临床症状与肺炎，可在肺内检出高滴度的病毒并产生肉眼及镜下可见的病理改变，如支气管周边肺泡损伤与毛细血管周边淋巴细胞浸润等。感染后2天即可从肺、鼻小管等组织匀浆上清中检测到高滴度病毒，同时，肺外组织（肝、脾、脑）也可检测到病毒，并出现全血细胞减少，多脏器功能衰竭等全身症状。雪貂鼻内接种H5N1病毒后可见肺部的病理改变。上述实验动物数据可为H5N1的发病机制、药物筛选和疫苗评价提供参考。

### 2. 实验室感染报告或院内感染信息

迄今为止，未见有关人高致病性禽流感病毒H5N1实验室获得性感染的报道或院内感染报道等信息。

## 八、实验活动评估

### 1. 临床标本的处理

采集临床标本，挤压咽棉拭子时，动作要轻柔，勿剧烈操作，以防止产生气溶胶和液体溅出。漂洗和研磨标本时，液体容易溅出平皿，污染工作台面，应事先在平皿下铺好含有新鲜配制的1%有效氯的次氯酸钠纱布。提取病毒核酸必须在病毒或者标本灭活后，在生物安全二级以上实验室操作，同时，加强人员生物安全防护。

### 2. 血清的预处理

对于未知病因的血清样品，应在BSL-2及以上级别实验室进行操作。血清灭活后方可移入血清检测室进行实验。

### 3. 鸡胚分离或繁殖病毒

冻存的活病毒室温融化后，因冻存管内受温度的影响产生压力，所以，必须在生物安全柜内打开管盖，开启时管口不能对着操作者。

操作注射器需戴钢丝手套，使用后的注射器必须在生物安全柜中由毁型器处理。收获的病毒应存放在带垫圈、密封好的旋盖管内，管外经75%酒精纱布擦拭充分消毒后方可移出生物安全柜。

**4. 细胞分离或繁殖病毒**

细胞分离或繁殖病毒需要48～72h。大剂量病毒易在局限的空间产生气溶胶，因此，操作时每次仅限一种毒株，且体积不超过30ml。放在$CO_2$孵箱内的病毒培养瓶需拧紧，密封袋包装后并放在托盘上，以防止污染孵箱。

**5. 微量中和实验**

微量中和实验检测中和抗体效价，实验过程涉及活病毒操作应在BSL-3实验室中进行，操作者进行相应防护。生物安全柜台面铺垫一次性棉垫。



（1）病毒稀释及混合　病毒与溶液混合时，由于吹打而容易产生气溶胶。因此，在进行病毒稀释时，应该使用带滤芯的吸头，在液面下加入液体。旋盖及使用加样枪操作时，动作要轻缓。另外，病毒稀释时，上一稀释度的病毒溶液向下一个浓度稀释管移液时，有可能将病毒溶液滴落在管壁、管口或生物安全柜的台面，使手接触到感染材料。若滴落在生物安全柜台面上，应及时消毒处理，以1％有效氯的次氯酸钠纱布、75％的酒精纱布处理。若手接触感染材料，用75％的酒精消毒后脱去最外层的手套，换一副新手套，并用75％的酒精纱布擦试管壁，将污染的纱布放在生物安全柜内的垃圾袋内，封口后移出生物安全柜，进行高压处理。

（2）病毒-细胞共培养　活病毒在96孔培养板上与血清在37℃共孵育。接种细胞后，在生物安全柜内水平方向轻轻振动培养板混匀。在培养 20h 过程中，震动培养板产生的气溶胶可能从 96 孔培养板的四周溢出到培养箱内，因此，应使用封口膜封住 96 孔培养板，放在托盘上，再放入培养箱。

（3）培养板收获　培养板收获时涉及多次洗涤过程，需用广口容器盛装废液。需要在容器内铺垫一次性棉垫以避免产生气溶胶；使用有滤芯的吸头移液，不能使用负压吸引器。废液封口后方可移出生物安全柜进行高压处理。培养孔内的细胞需要经 80％丙酮固定 10min，培养板经 75％的酒精消毒后方可移出生物安全柜。显色操作需要在 BSL－2 实验室中进行。

### 6. 病毒鉴定



红细胞凝集及凝集抑制实验中使用的病毒，灭活前应在 BSL－3 实验室内的生物安全柜中进行操作。

### 7. 病毒浓缩纯化

流感病毒的浓缩、纯化方法很多，包括超速离心、聚乙二醇浓缩透析和红细胞吸附等。其中以超速离心最为常用，操作过程有产生气溶胶和意外溅洒的可能，使实验者直接暴露于大剂量病毒。因此，该项操作一定要在 BSL－3 实验室完成，并要求配有负压罩的高速离心机。实验室在原则上不应进行大量病毒的浓缩、纯化。

病毒样品离心时，可能造成离心管破裂。如果在没有密闭离心桶的离心机运行时发生了破裂或怀疑破裂，应关闭动力并关闭离心机盖 30min。如果在机器停止运行后发生了破裂，应立即关闭离心机盖 30min。以上两种情况都应该通知生物安全员。在随后的清理过程中，为防止感染性材料溅出或雾化，必须使用面部保护装置（护目镜、面罩等），带双层手套，夹取碎片时要用镊子或垫着棉花的镊子。所有破裂的管子、玻璃碎片、桶、套管及转轴都应放到对该种微生物有效的消毒剂里，放置足够时间后高压，未破碎的有盖管子可单独放到含有消毒剂的容器里，在有效消毒时间后再开盖。离心杯应使用适当浓度的有效消毒剂擦拭，并用水洗净后干燥。清扫用的所有物品都应视为污染废弃物。



## 九、重组 DNA 操作和可能扩大的宿主范围

反向遗传技术是从克隆的 cDNA 产生病毒，是目前流感病毒研究中最常使用的基因操作技术。与正链 RNA 病毒不同的是，负链 RNA 病毒的拯救过程需要：①病毒蛋白质从头合成，该过程受病毒自身的 RnRp 影响；②被导入基因组和“互补”基因组 RNA 作为功能模板链进行转录/复制之前，需要被病毒核蛋白衣壳包装。实验常选用含 CMV 增强子/启动子元件的真核表达载体。因流感病毒基因的分节段特性，病毒易发生重排，而反向遗传技术可能人为构建人、禽流感病毒的重排病毒。这些实验室的“新”病毒可能携带有同高致病性相关的基因以及能和人的病毒受体结合的基因，成为暴发流行的感染性克隆。因此，依

据 WHO《关于禽流感病毒灭活疫苗和重组病毒疫苗危险评估》的规定，在进行禽流感病毒的反向遗传操作时，需要对供体病毒的宿主范围、插入基因的致病力、关键位点、骨架病毒的宿主范围进行评估。推荐选用的是 PR8 骨架病毒。该病毒为人流感病毒，但经鸡胚、小鼠和雪貂的广泛适应后，在人体内基本无复制能力。如插入基因是 HA，需要对 HA 酶切位点的多个碱性氨基酸进行切除。

实验操作过程依据《NIH 关于重组 DNA 分子研究的指南》进行，来源于高致病性禽流感病毒 DNA 载体转入非致病性原核生物的操作可在 BSL－2 实验室操作；而涉及高致病性禽流感病毒某一片段或多个 DNA 载体转入真核生物，则应在 BSL－3 实验室操作。



## 十、预防和治疗措施

采取早发现、早报告、早隔离、早治疗等以控制管理传染源为主的综合性防治措施。高致病性禽流感的早期快速诊断主要依据对病毒核酸的检测。一旦出现或怀疑出现实验室感染时，应采集患者呼吸道分泌物，提取核酸，进行 RT－PCR 检测或实时定量荧光 PCR 检测，并对 PCR 产物进行测序。另外，也可采集患者的双份血清进行微量中和实验，作为确诊的依据。

在抗流感病毒的药物中，神经氨酸酶抑制剂如扎那米韦和达菲在体外对高致病性禽流感病毒有一定的治疗和预防效果。

**1. 主动免疫**

以前的甲型H1N1、H3N2以及乙型流感疫苗尚不能预防A（H5N1）病毒感染。H5N1亚型禽流感疫苗在美国已经进入一期临床；在我国尚处于研发阶段。

**2. 被动免疫**

我国高致病性禽流感感染病例中有3例进行了被动免疫治疗，临床疗效是肯定的。

**3. 预防和治疗药物**

在感染的控制方面，首先对疑似和确诊患者应进行隔离。采用对症治疗，如应用解热镇痛药、缓解鼻黏膜充血药和止咳祛痰药等。儿童忌用阿司匹林或含阿司匹林以及其他水杨酸制剂的药物，以避免引起Reye综合征。当前国际上推荐使用的预防和早期治疗甲型流感病毒的药物有两种：一种为M2抑制物即盐酸金刚烷胺和盐酸金刚乙胺；另一种为神经氨酸酶抑制剂。目前已发现耐受以上药物的H5N1毒株。应用抗生素可以减轻支原体和细菌的并发感染。应在发病48h内应用抗流感病毒药物。应用神经氨酸酶抑制剂奥司他韦（Oseltamivir，达菲），成人剂量每日150mg，儿童剂量每日3mg/kg，分两次口服，疗程5天。中医药使用要及早，采取清热、解毒、化湿、扶正祛邪的策略，同时加强支持治疗和预防并发症。注意休息、多饮水、增加营养，给予易于消化的饮食；密切观察、监测并预防并发症。抗生素药物应在有明确或充分证据提示继发细菌感染时使用。重症或发生肺炎的患者应入院治疗，对出现呼吸功能障碍者给予吸氧及其他呼吸支持，发生其他并发症者应积极采取相应治疗手段。

## 十一、人员安全状况评估

### 1. 健康监测和健康状况评估

制订和完善高致病性病原微生物实验室生物学安全的技术操作规范；加强相关工作人员的生物安全知识培训；切实落实各项管理制度；预防和控制实验室等渠道造成人高致病性禽流感病毒的感染和传播；建立实验室工作人员发热等可疑症状的报告制度，并保证他们能及时在定点医院就诊，以防止实验室获得性感染扩散到社会。

禁忌人群：从事人高致病性禽流感病毒研究的实验室工作人员必须在身体状况良好的情况下才能进入 BSL-3 实验室工作，出现下列情况则不能进入：患发热性疾病；感冒、上呼吸道感染、或其他导致抵抗力下降的情况；妊娠、已经在实验室控制区域内连续工作 4h 以上或其他原因造成的疲劳状态。

工作人员的监测期从实验开始直至实验结束后半个月。监测期内应每日早晚测量体温并观察相应症状。若操作者或其所在实验室的工作人员出现发热、体温高于 38℃ 等疑似症状，应怀疑发生了实验室感染。

**2. 人员资质和培训**

进入BSL-3实验室从事高致病性禽流感病毒H5N1实验工作人员应为本单位正式员工，经体检健康状况良好，掌握高致病性禽流感病毒H5N1理论及流感病毒基本实验操作技能；经BSL-3生物安全培训，考核合格后方可上岗。每年必须进行一次BSL-3生物安全培训、考核。对进入BSL-3实验室的资质需要半年评估一次。

## 十二、评估结论

**1. 病原微生物分类分级**



根据《中华人民共和国传染病防治法》中有关规定，人高致病性禽流感属于乙类传染病，按照甲类传染病进行预防控制。根据《人间传染的病原微生物名录》中的有关规定，人高致病性禽流感病毒为第二类病原微生物，属高致病性病原微生物。

**2. 实验活动与实验室级别以及个人防护要求**

在进行临床标本的处理时，所用的标本为疑似患者的咽拭子、肺组织和血液标本，其中可能含活病毒，在实验操作中有可能产生气溶胶的溢出和液体的溅洒等潜在危险。根据《病原微生物实验室生物安全管理条例》规定，该类病原微生物能够引起人类的严重疾病，比较容易直接或间接地在人与人、动物与人、动物与动物间传播。涉及到活病毒的操作包括：病毒分离，组织培养，$TCID_{50}$测定，中和实验，间接免疫荧光实验，病毒血清学抗原、抗体检测前，对患者的血清进行的56℃水浴90min灭活处理和病毒电镜标本制作中，超薄切片标本在甲醛、锇酸固定前等。此时的病毒浓度较高，可能会发生通过皮肤和黏膜接触、经呼吸道或通过气溶胶感染等实验室意外。对活病毒的操作必须在BSL-3实验室的生物安全柜内进行。

已经灭活的病毒或标本在用于病毒特异性核酸、抗原、抗体检测和电镜切片的观察实验时，因为病毒已经灭活，根据《病原微生物实验室生物安全管理条例》的规定，该类病原微生物能够引起人类疾病，但一般情况下对人、动物和环境不构成严重危害，传播风险有限，实验室接触后很少引起严重疾病，因此可在BSL-2级实验室进行操作。

出于安全和便于操作，在处理临床标本以备接种时，每次操作的标本数不宜超过20份：在处理经过扩增后的标本，病毒的原始容积≤2.5ml/份时，每次操作的标本数不宜超过10份；病毒的原始容积在2.5ml～10.5ml/份时，每次实验的标本数不宜超过5份；病毒的原始容积在>10.5ml/份时，每次操作的标本不宜超过3份。

**3. 人员健康和素质要求**

实验人员上岗前必须接受严格的生物安全和该类病毒

实验技术的培训，在个人防护措施上，应按BSL－3实验室防护级别进行个人防护。

**4. 预防和治疗措施要求**

目前尚无特效的疫苗或药物预防方法。感染后的具体治疗方案详见《人高致病性禽流感诊疗方案》。

**5. 菌（毒）种和实验活动管理要求**

根据《病原微生物实验室生物安全管理条例》规定，该类病原微生物能够引起人类严重疾病，比较容易直接或间接在人与人、动物与人、动物与动物间传播，因此，对菌种的操作和储存都必须在BSL－3实验室进行。



**6. 应急预案和措施要求**

一旦发现病毒实验室可疑感染患者，立即报告实验室负责人，启动应急预案并采取隔离预防措施。采取早发现、早报告、早隔离、早治疗的控制管理传染源为主的综合性防治措施，并报告上级主管部门。对疑似感染者应该采取严格的隔离防护措施，并送往指定医院就诊。

# 第五章　蜱传脑炎病毒的危害评估

## 一、一般生物学特性概述

### 1. 病原微生物起源

1910年，在前苏联的亚洲区域发现了一种以中枢神经病变为特征的急性传染病。1937年，从当地主要蜱种全沟硬蜱（*Ixodes persulcatus*）中分离到该病的病原体，即远东型蜱传脑炎病毒。1940年以后，欧洲的病例报告增多，首先在白俄罗斯由蓖籽硬蜱（*Ixodes ricinus*）中分离到该病的病原体，即西方型蜱传脑炎病毒。近年进行的蜱传脑炎病毒基因分型发现，西伯利亚分离株另属西伯利亚型，而不是原来认为的远东型。我国于1943年在侵华日军中发现蜱传脑炎病例；在1952年由全沟硬蜱中分离到蜱传脑炎病毒。我国的蜱传脑炎病毒为远东型蜱传脑炎病毒，主要分布于东北长白山和小兴安岭林区，在云南和新疆的森林地区也有分布。

## 2. 基因组及编码产物

蜱传脑炎病毒为单股正链 RNA 病毒，由一个长约 10 000nt的阅读框架编码所有蛋白。靠近 5′端的约 25%的序列编码结构蛋白，余下的 75%序列编码非结构蛋白，阅读框架两侧均存在非编码区（noncoding regions，NCR）。5′端非编码区约有 2 450 个核苷酸。3′端非编码区分为两部分，3′末端起约 340 个核苷酸为二级结构核心区。一级序列、RNA 折叠模式均高度保守；核心区与阅读框架之间为高变区。毒株间高度变异，存在重复序列，且部分毒株内含多聚腺苷酸。编码区的蛋白编码顺序依次为 5′-C-PrM-E-$NS_1$-$NS_{2A}$-$NS_{2B}$-$NS_3$-$NS_{4A}$-$NS_{4B}$-$NS_5$-3′。5′端115～121 位核苷酸编码 C 蛋白；387～471 位核苷酸编码 PrM 蛋白；722～726 位核苷酸编码 M 蛋白；846～852 位核苷酸编码 E 蛋白。3′端序列主要编码非结构蛋白 $NS_1$～$NS_5$。E 蛋白为糖蛋白，有能诱导产生血凝及中和抗体的抗原决定簇。



## 3. 形态特征

蜱传脑炎病毒为球形颗粒，直径约 40～70nm，有包膜，包膜表面可见棘突。包膜内有直径 25～35nm 的二十面立体对称的核衣壳，壳内为单股正链 RNA。RNA 长约 11 000nt，沉淀系数为 42S，CsCl 密度梯度离心的密度为 1.24g/$cm^3$。

### 4. 培养特性

乳鼠和鸡胚接种分离蜱传脑炎病毒效果良好。鸡胚成纤维细胞及猪肾细胞能成功培养小鼠脑内接种不发病的微量蜱传脑炎病毒，并能产生病变和空斑，这两种细胞比小鼠更敏感。羊肾细胞和小鼠的敏感性相同，也可用于病毒分离。

### 5. 流行特征

（1）地区分布　蜱传脑炎病毒分布相当广泛，横跨欧洲和亚洲的广阔地带，东起北太平洋岸及附近岛屿，西至大西洋岸，向北延伸至斯堪的纳维亚及濒临北冰洋的北极圈，南接巴尔干及中亚南部地区。分布国家包括前苏联、中国、日本、朝鲜、捷克、斯洛伐克、奥地利、波兰、保加利亚、匈牙利、前南斯拉夫、德国、瑞士、芬兰、瑞典、丹麦、法国和罗马尼亚等。我国的蜱传脑炎主要分布于东北长白山和小兴安岭地区，跨黑龙江、吉林两省，此外，在新疆和云南的森林地区也有自然疫源地存在。

（2）时间分布　蜱传脑炎的发病有严格的季节性，一般于四月中下旬开始出现，五月份患者显著增加，五月下旬至六月上旬达最高峰，约占发病数的80％，八月以后流行终止。蜱传脑炎的这种季节性与蜱的季节消长呈正相关。成蜱一般在三月末或四月初出现，多停留在森林中的杂草和灌木枝端，当人、畜经过时便可攀附在其身体上。蜱活动的最适气温为10～20℃、湿度为60％～90％，因此四月下旬蜱的数量急剧上升，五月中旬达最高峰，以后逐渐下降，到八月以后便很少见了。

（3）年龄、性别和职业分布　蜱传脑炎主要见于高海拔的针、阔叶混和林带，与森林关系密切者发病率较高，总体上男性多于女性，20～29岁青壮年组发病最多。从事蜱传脑炎病毒操作的实验人员也是危险群体，已经发生的实验室意外主要是操作时意外损伤所致，气溶胶导致的意外事件不多见。

## 二、致病性和感染剂量

### 1. 致病性



带毒蜱叮咬机体后，病毒进入机体，经隐性期和神经期，引起脑和脊髓内弥漫性的细胞浸润和增生反应，从而引发机体病变。病毒首先在感染局部皮下组织细胞中繁殖，然后经区域性淋巴结、远端淋巴结到内脏淋巴结组织。病毒在内脏繁殖的同时，也附着于周围神经，然后侵入周围神经间隙、神经鞘膜，直接与神经束和个别神经干接触，继而到达并附着于硬膜外腔。病毒在硬膜外腔长期停留，引发炎症反应，并通过硬膜外腔、蛛网膜下腔进入脑脊液，向脑底蛛网膜方向运行。病毒在蛛网膜下腔积聚，破坏胶质细胞，侵入中枢神经组织，在神经细胞内繁殖。病毒在进入内脏的同时，也进入血循环，在潜伏期的后半期，血中病毒量有所升高，这种升高与病毒在内脏及中枢神经系统的出现时间相吻合。病毒主要经血液扩散到中枢神经系统，而沿神经系统扩散是第二位的。病毒侵入中枢神经系统后，在脑和脊髓中浓度最高，主要在脊髓前角、脑皮层下结节、锥体细胞、海马角细胞中繁殖，引起神经细胞的变性、死亡。

不同型别的蜱传脑炎病毒致病性不同。东方亚型蜱传脑炎病毒引起俄罗斯春夏脑炎（russian spring-summer encephalitis，RSSE），症状较重，约1/3患者死亡，另1/3患者留有颈肌或上肢肌肉麻痹的后遗症，完全治愈者仅占1/3。西方亚型蜱传脑炎病毒引起中欧脑炎（central european encephalitis），症状较轻，病死率只有5%左右。蜱传脑炎病毒引起的人类疾病多数呈急性经过，表现为中枢神经受损为主的临床症状。但近年来发现，除了少量患者表现为慢性经过外，尚有部分患者表现为以出血热为特征的少见型森林脑炎，其临床表现呈多样化。



### 2. 感染剂量

迄今关于蜱传脑炎病毒感染人的剂量还没有相关报道。在林区，人若饮用了生的、未煮熟的感染蜱传脑炎病毒的牛、羊奶容易发生蜱传脑炎，但是这种牛奶或羊奶中蜱传脑炎病毒的滴度缺乏实验数据。有动物实验证实，蜱传脑炎病毒对乳鼠的 $LD_{50}$ 常高于乙型脑炎病毒。

## 三、感染途径及潜在暴露结果

### 1. 自然感染

蜱传脑炎病毒主要是通过带病毒蜱叮咬而感染人体，此外，由于饮用生的、未煮熟的感染蜱传脑炎病毒的牛、羊奶感染也是一条重要的感染途径。蜱是蜱传脑炎病毒的主要传播媒介。带病毒的蜱叮咬人、畜时，蜱在吸血过程中，病毒伴随唾液注入人、畜体内。东方亚型蜱传脑炎病毒的主要传播媒介是全沟硬蜱，其次是森林革蜱（*Dermacentor silvarum*）、嗜群血蜱（*Haemaphysalis concina*）及日本血蜱（*Haemaphysalis japonica douglasi*）等；西方亚型森林脑炎病毒的主要传播媒介是蓖籽硬蜱，其次是边缘革蜱（*Dermacentor marginatus*）、网纹革蜱（*Dermacentor reticulatus*）、刻点血蜱（*Haemaphysalis punctata*）、缺角血蜱（*Haemaphysalis inermis*）、嗜血群蜱（*Haemaphysalis concina*）和六角硬蜱（*Ixodes redikorzevi*）等。



### 2. 其他感染途径

实验操作所致的其他感染途径可能包括：动物接种病毒过程中注射器针头扎伤或划伤、被实验室内感染有病毒的啮齿动物咬伤、破损的皮肤或黏膜组织接触到病毒等造成的意外接种；大量活病毒操作时形成气溶胶传播等。

### 3. 潜在暴露结果

感染蜱传脑炎病毒后，机体经过一定的潜伏期后发病。潜伏期一般为10～15天，最短7天，最长达30天。一般起病急骤，无任何前驱症状，仅少数病例出现高热、全身不适、关节酸痛、头晕等。根据发病情况和临床经过，蜱传脑炎在临床上可以分为脑膜炎型、脑膜脑炎型、脑干型、脊髓灰质炎型、上行型和混合型；但习惯上分为重型、中型、轻型和顿挫型。重型表现为突然高热、头痛、昏迷、脑膜刺激征、颈部及上肢肌肉瘫痪或上行性麻痹，一般3日内出现昏迷，瘫痪之前患者已经死亡；中型表现为高热、头痛、呕吐、不同程度的肌肉瘫痪；轻型表现为明显的全身感染症状和脑膜刺激症状，但脑部症状不明显，一般无后遗症；顿挫型表现为轻度头痛，体温38℃左右，可伴有恶心、呕吐等。



蜱传脑炎有少量慢性感染病例，少数患者在急性感染恢复后数年或数十年又出现症状，即属慢性型。慢性型分为精神障碍型、肩胛及上肢肌肉麻痹萎缩型和Jackson癫痫型。慢性型预后不良。

## 四、环境中的稳定性

### 1. 自然环境中的稳定性

蜱传脑炎病毒在pH 7.6～8.2的环境中保持稳定，自然条件下保持活性时间较长，尤其是在感染蜱传脑炎病毒的牛、羊所产的牛、羊奶中，蜱传脑炎病毒可以较长时间保持活性。

**2. 灭活条件**

蜱传脑炎病毒对乙醚、氯仿、脱氧胆酸和胰蛋白酶均敏感。加热 60℃ 10min 即可灭活；在生理盐水中 55℃ 15min 灭活，在含 10%兔血清的生理盐水中 60℃可灭活；煮沸 2min 可杀死病毒，但 1%的石炭酸需 10 天才能杀死病毒。10%的鼠脑悬液中加 1/3 000 的福尔马林，4℃ 20 天或 37℃ 3 天可灭活病毒。



## 五、被操作微生物浓度和剂量的影响

蜱传脑炎病毒的一般操作指病毒的分离、鉴定、毒力测定等。不涉及大量制备抗原以及疫苗研制等实验，使用的蜱传脑炎病毒浓度和剂量都不会很大。一般同时操作1～2 瓶 25$cm^2$的细胞、一块 24 孔板或 96 孔板的病毒。

## 六、自然宿主和易感人群

蜱传脑炎病毒在自然界的宿主很多，许多脊椎动物和小型啮齿动物都是蜱的寄生宿主。已经分离到蜱传脑炎病毒的动物包括狼、獐、鹿、小林姬鼠、大林姬鼠、灰腹鼠、滇绒鼠、大足鼠、褐尾鼠、草原旅鼠、家鼩鼠、野鼩鼠、黄喉鼠、卡拉库家鼠、花鼠、赤颊黄鼠、黑线姬鼠、巢鼠、普通仓鼠、中华新猬、阿穆尔猬、普通田鼠、蒙古田鼠、莫氏田鼠、黑田鼠、根田鼠、狭颅田鼠、松鼠、蒙古旱獭、北鼠兔、蒙古鼠兔、雪兔、欧兔、缺齿鼹、野兔、大马蹄蝠、金翅雀、红雀、五十鹨、知更鸟、燕雀、松鸡、白眉鸭、灰鹡鸰、长尾鸭、榛鸡、鵖、蓝莺、兰哥鵪、大杜鹃、灰背轩、啄木鸟、旋木雀、星鸭等。需要说明的是，鸟类是蜱最活跃的宿主，病毒携带率很高。人群对病毒普遍易感，接种疫苗后可以产生保护性免疫，能有效预防蜱传脑炎病毒感染。

## 七、实验动物研究、实验室感染或院内感染信息



小鼠对蜱传脑炎病毒高度易感，脑内、腹腔、皮下或鼻腔接种均可发生病毒血症和脑炎。小鼠经口腔感染后，能从粪便和奶中分离出病毒。脑内感染乳大鼠可致死。恒河猴、猕猴等多种脊椎动物脑内接种蜱传脑炎病毒后引起的疾病经过呈急性，后遗症与人类的后遗症一样，重者可引起死亡。此外，多种鼠类和鸟类对蜱传脑炎病毒敏感，可用于实验研究。

报道的蜱传脑炎实验室获得性感染的病例，多数是由于操作蜱传脑炎病毒时意外损伤所致。国内近年来也发生了此类事故，造成实验人员死亡的严重后果。

## 八、实验活动评估

### 1. 毒种的处理

用于细胞培养病毒、鼠脑感染制备的病毒和干燥管保存的毒种首先需要制成病毒悬液，再用于后续的病毒繁殖和滴度测定、中和实验等。实验过程中可能产生的危害包括：打开保存毒种的干燥管时，可能会发生管子破裂造成手部意外扎伤或划伤；向安瓿中加入液体重悬时可能会发生液体溅出和/或形成气溶胶。用感染的鼠脑组织制备病毒悬液、鼠脑研磨、振荡混匀和离心过程中都可能形成气溶胶。



### 2. 病毒的组织培养

可能产生的危害包括：在吸取病毒液接种细胞过程中，有可能出现液体滴洒或溅出，吹打混匀和离心过程可能形成气溶胶。

### 3. 病毒的 $TCID_{50}$ 测定与微量中和实验

可能的危害同病毒的组织培养。实验需要稀释病毒，因此发生病毒液滴洒或溅出的可能性更大。

### 4. 病毒的空斑实验

可能的危害同病毒 $TCID_{50}$ 测定实验。

**5．临床标本的蜱传脑炎病毒分离**

临床疑似患者标本的病毒量比上述各种实验过程所用到的病毒原液要小得多，可能的危害也要小一些，但因为没有证实无蜱传脑炎病毒，有可能是其他更为严重的病原体，因此在实验过程中应该防止气溶胶造成的感染。

**6．临床标本中蜱传脑炎病毒特异性抗体的检测**

在进行抗体检测之前，血清或脑脊液标本一般都需要加热灭活，而且用于检测抗体的标本一般都是在感染的中、后期采集的，因此，可能的危害较小。如果有危害，可能来自标本灭活不彻底，在接触到人的皮肤和黏膜组织时造成意外接种。



**7．蜱传脑炎病毒特异性核酸的分子生物学鉴定**

由于此项实验的标本和病毒都事先在生物安全三级（BSL－3）实验室进行了灭活处理，因此，实验过程中产生的危害较小。在BSL－3实验室对病毒进行灭活的过程中，由于该病毒对紫外线、60℃加热以及酸都非常敏感，造成危害的可能性也较小，可能的危害主要有病毒液滴洒或溅出。

## 九、重组DNA操作和可能扩大的宿主范围

目前国内尚无蜱传脑炎病毒重组DNA操作的实验报

道。实验室从事的蜱传脑炎病毒相关 RT－PCR 实验不涉及宿主范围扩大。

## 十、预防和治疗措施

主要是接种疫苗进行预防。国内、外均有可靠的灭活疫苗。蜱传脑炎病毒的基因重组疫苗、基因缺失疫苗还处于摸索探讨阶段，尚未进入使用阶段。

目前还没有特异的治疗方法，对蜱传脑炎患者应首先进行隔离，然后采取支持疗法和抗血清疗法。对有后遗症的患者进行适当的物理治疗。

### 1. 一般处理



静卧，加强护理。

### 2. 支持疗法

（1）补液　补充每天需要的营养和丧失的水分；

（2）对症处理　控制高热，体温在 39～39.5℃以上时需要进行物理降温。对痉挛、惊厥等给予镇静剂，维持呼吸、循环等。

### 3. 抗血清疗法

发病后 2～3 日内使用恢复期患者血清或免疫血清作脊髓腔注射或肌肉注射有疗效。注射当日或 1～2 日后患者可恢复意识，病程较未注射者缩短，病死率降低。注射量为腰部脊髓腔内注射10ml以上，注射应反复进行，必要时第四日可再注射。

## 十一、人员安全状况评估

### 1. 健康监测和健康状况评估

从事蜱传脑炎病毒操作的实验人员在操作病毒期间必须进行健康监测，应每日早、晚测量体温并观察相应症状，直至实验结束后2周。实验期间出现发热、头痛等症状应立即停止工作并密切注意症状变化，如果持续高热并出现颈项强直、呕吐等脑炎相关症状，则应视为可能发生实验室获得性感染，应立即报告实验室负责人并及时到指定医院就医。



### 2. 人员资质和培训

从事蜱传脑炎病毒研究的实验室工作人员必须在身体状况良好的情况下进入BSL-3实验室工作，如出现下列情况则不能进入：患发热性疾病；感冒、上呼吸道感染或其他导致抵抗力下降的情况；孕妇和免疫力低下者，已经在BSL-3实验室控制区域内连续工作4h以上或由于其他原因造成的处于疲劳状态者，都不适宜从事蜱传脑炎活病毒的操作。

从事蜱传脑炎病毒操作的实验人员在操作病毒前必须接种疫苗并确保产生抗体，上岗前必须接受严格的生物安全以及该病毒实验技术的培训，严格遵守《实验室生物安全管理规定》中的各项规章制度，针对不同的实验，要在指定的生物安全级别的实验室进行操作，并按相应级别实验室的防护要求进行个人防护。一旦怀疑感染了蜱传脑炎病毒，应立即报告相关管理部门，启动应急预案，到指定医院进行确诊并接受相应的支持和对症治疗。

## 十二、评估结论

### 1. 分级分类依据



蜱传脑炎病毒致病性极强，虽然已有可靠的疫苗，但是根据《人间传染的病原微生物名录》规定，该类病原微生物能够引起人类严重疾病，比较容易直接或间接在人与人、动物与人、动物与动物间传播，因此，蜱传脑炎病毒为危害程度第一类病原微生物，对活病毒的操作要在BSL-3实验室进行。

### 2. 实验活动与实验室级别以及个人防护要求

来自临床的标本，如急性期患者的血液和脑脊液标本以及死亡患者的脑组织标本可能含有活病毒，但浓度不详；在实验操作中有可能产生气溶胶的溢出和液体的溅洒等潜在危险。根据《病原微生物实验室生物安全管理条例》规定，对此类临床标本、活病毒的操作，如病毒分离、组织培养、$TCID_{50}$测定、中和实验、免疫荧光实验、含活病毒的标本的灭活等，必须在BSL－3实验室操作。

已经灭活的病毒或标本，可在BSL－2实验室进行操作。

### 3. 人员健康和素质要求

实验人员上岗前必须接受严格的生物安全以及该病毒实验技术的培训，在个人防护措施上应按BSL－3实验室防护级别进行个人防护。

### 4. 预防和治疗措施要求

有可靠的疫苗进行预防，但是无特效治疗。治疗以对症支持为主。从事蜱传脑炎病毒研究的实验室工作人员在操作病毒前必须接种疫苗并确保产生抗体。任何实验室意外都要及时上报，并在指定医院进行诊治。

### 5. 菌（毒）种和实验活动管理要求

根据《病原微生物实验室生物安全管理条例》规定，蜱传脑炎病毒毒种应作为高致病性病原微生物毒种，其操作都必须在BSL－3实验室内进行。

### 6. 应急预案和措施要求

对可能发生的意外应当有充足的认识并准备好相应的应急预案。一旦发现实验室获得性感染的可疑患者，立即报告实验室负责人及相关管理部门，启动应急预案并采取隔离预防措施，应该采取早发现、早报告、早隔离、早治疗的综合性防治措施，对疑似感染者采取严格的隔离防护措施，送至指定医院就诊。

# 第六章　HIV 病毒的危害评估

## 一、一般生物学特性概述

### 1. 病原微生物起源

1981 年，美国首次报道了人类获得性免疫缺陷综合征（acquired immunodeficiency syndrome，AIDS）病例；1983 年，法国巴斯德研究所首次分离到病毒。1986 年，国际病毒命名委员会将其命名为人类免疫缺陷病毒（human immunodeficiency viruses，HIV）。HIV 属逆转录病毒科中的慢病毒属（Lentivirus genera）。

### 2. 基因组及编码产物

HIV 的基因组长度为 9.8kb。基因组的两侧为长末端重复区序列（LTR），有 3 个结构基因（*gag*、*pol*、*env*）和至少 6 个调控基因（*tat*、*rev*、*nef*、*vif*、*vpu*、*vpr*）。病毒的结构蛋白为衣壳蛋白（Gag）和包膜蛋白（Eev）。

Gag 蛋白的前体为 P55 蛋白，可水解为 P17、P24、P9 和 P6。膜蛋白（gp160）由外膜蛋白（gp120）和跨膜蛋白（gp41）组成。Pol 蛋白的裂解产物为病毒的逆转录酶和蛋白酶。

**3. 形态特征**

成熟的 HIV 病毒颗粒直径为 100～120nm，球形，电镜下可见一致密的锥形核心，其内有病毒 RNA 分子和逆转录酶。病毒表面由 72 个刺突状结构组成。包膜糖蛋白以三聚体形式存在。

**4. 培养特性**



将患者外周血或骨髓中的淋巴细胞用 PHA 刺激 48～72h 后进行体外培养（培养液中加 IL－2）1～2 周，病毒增殖并释放至细胞外，使细胞融合成多核巨细胞，最后细胞破溃、死亡。另外，可用传代细胞如 HT－H9、Molt－4 细胞对病毒进行分离和传代。

**5. 流行特征**

艾滋病自发现以来，在世界各地迅速蔓延，病例数不断增加，来势十分凶猛，特别是在非洲和东南亚各国更为严重。到目前为止，尚无有效的预防疫苗和根治药物，这都加速了艾滋病的流行。HIV/AIDS 的流行已成为人类社会和经济的灾难。自 1985 年我国首次发现 HIV 感染者以来，截止到 2006 年底，我国累计报告 HIV 感染者 191

565例，其中艾滋病患者为47 713例。我国目前HIV/AIDS流行特征为：艾滋病疫情呈上升趋势；流行范围广，地区差异大；三种传播途径并存，吸毒和性传播是新发感染的主要途径；艾滋病患者的死亡情况严重；艾滋病由高危人群向一般人群扩散，存在艾滋病疫情进一步蔓延的危险。

## 二、致病性和感染剂量

### 1. 致病性

HIV感染所引起的临床表现十分复杂，以$CD4^+$ T淋巴细胞进行性减少和免疫缺陷为特征，常伴有实质器官（脑、淋巴结和肺等）的炎性疾病、神经损伤和恶性肿瘤。感染HIV后的2～4周为急性期，出现病毒血症，30%～70%的感染者可能伴有流感样或单核细胞增生样症状。此后，由于特异性淋巴细胞的免疫反应，病毒血症和临床症状基本消失，进入病毒的潜伏期，此时病毒仍在复制，淋巴细胞逐渐减少，机体的免疫功能逐渐下降。免疫系统的进行性损伤导致免疫功能的严重缺陷，感染者会出现各种不同程度的机会性感染、恶性肿瘤和神经损伤等临床症状。



### 2. 感染剂量

HIV的感染剂量与潜伏期和发病过程相关，但具体的感染剂量目前尚未见报道。下面以实验室感染HIV风险的相关报道为例。针刺或皮肤割伤暴露于HIV感染的血液后，经皮肤感染HIV的平均风险为0.3%。无损伤皮肤暴露于少量感染血液后是否造成HIV感染未见报道。眼、鼻或口腔黏膜暴露于HIV感染的血液后，感染率估计为0.1%。流行病学和实验室研究结果显示，暴露的血量越大、损伤程度越深，越容易感染。以下几种情况可增加HIV的传播风险：①直接暴露于AIDS患者的血液；②针头直接刺伤在动脉或静脉处；③深部损伤。

尚未建立用病毒载量（即HIV RNA）评估HIV传播风险的方法。血浆病毒载量仅代表外周血中游离在细胞外的病毒水平。在潜伏期，HIV阳性细胞也具有感染性。当血液中检测不到病毒或病毒滴度小于每毫升1 500 RNA拷贝数时，意味着低滴度暴露。



## 三、感染途径及潜在暴露结果

### 1. 自然感染

HIV主要存在于感染者和患者的血液、精液、阴道分泌物和乳汁中，可通过性接触（包括同性、异性和双性性接触）、血液及血制品（包括共用针具静脉吸毒、介入性医疗操作等）和母婴传播（包括产前、产中和产后）三种途径传播。

### 2. 其他感染途径

从事健康护理、实验室和公共安全等人员，工作涉及与患者、血液或其他体液、组织和组织培养液等直接或间接的接触。HIV 职业暴露是指实验室人员从事 HIV 检测、病毒培养及分离、病毒灭活和与 HIV 相关的其他工作过程中意外地被 HIV 感染，或被艾滋病患者的血液、体液、培养液污染了皮肤或黏膜，或者被含有 HIV 的血液、体液、培养液污染了的针头及其他锐器刺破皮肤，有可能被 HIV 感染的情况。

### 3. 潜在暴露结果

当工作人员进行 HIV 相关操作而防护措施不到位时，可能出现暴露于 HIV 的潜在危险。HIV 感染是一个漫长而复杂的过程，从初始感染到终末期，不同阶段中的临床表现多种多样。参照 2001 年制定的《HIV/AIDS 诊断标准及处理原则》中华人民共和国国家标准（试行），将艾滋病的全过程分为急性期、无症状期和 AIDS 期。



急性期：HIV 进入人体后，在 24～48h 内到达局部淋巴结，约 5 天左右可以在外周血中检测到病毒成分。部分感染者出现的 HIV 病毒血症和免疫系统急性损伤症状，通常发生在初次感染 HIV-1 后的 1～2 周左右。大多数患者临床症状轻微，没有明显的感觉。临床症状以发热最为常见，可伴有咽痛、盗汗、恶心、呕吐、腹泻、皮疹、关节痛、淋巴结肿大和神经系统症状。

无症状期：可从急性期发展而来，也可无明显的急性期症状直接进入此期。在此期内，感染者体内 HIV 持续复制，具有传染性，因此无症状期的患者又称为 HIV 感染者。此期持续时间为6～8年或更长时间。时间长短与感染病毒的数量、型别、感染途径、机体免疫的个体差异、营养条件及生活习惯等因素有关。由于HIV在体内不断复制，免疫系统受损，$CD4^+$淋巴细胞计数逐渐下降。

AIDS期：为感染HIV后的最终阶段。患者$CD4^+$细胞计数＜$200/mm^3$，HIV RNA拷贝数明显升高。此期主要临床表现为AIDS相关症状、各种机会性感染及肿瘤。AIDS相关症状包括：持续一个月以上的发热、盗汗、腹泻，体重减轻10%以上，部分患者表现为神经、精神症状，如记忆力减退、神情淡漠、性格改变、头痛、癫痫和痴呆等。另外，还可出现持续性全身性淋巴结肿大，其特点为：①除腹股沟以外有两个或两个以上部位的淋巴结肿大；②淋巴结直径≥1cm，无压痛，无粘连；③持续时间3个月以上。



## 四、环境中的稳定性

### 1. 自然环境中的稳定性

HIV在外界环境中的生存能力较弱，对理化因素的抵抗力较低。HIV对酸敏感，pH为2.0时能完全灭活病毒；但HIV耐碱，pH为9.0时，病毒效价下降不多。HIV对热很敏感，对低温耐受性强于高温。56℃处理30min，可使HIV在体外失去对人T淋巴细胞的感染性，但这个温度和时间不能完全灭活血清中的HIV。HIV在室温（23～

27℃）液体环境中可存活 15 天以上，而在干燥环境下，病毒效价可在数小时下降 90%～99%。

**2. 灭活条件**

HIV 对消毒剂和去垢剂等化学因素很敏感，50%～70%酒精、2%甲醛、5%石炭酸、1%甲酚皂、0.1%家用漂白粉、0.1%戊二醛、0.3%过氧化氢、0.25%丙内酯、0.1%次氯酸钠、1%NP－40 和 0.2%Triton X 100 均可使病毒灭活。标本经丙酮或甲醛处理后，也可使病毒灭活。

## 五、被操作微生物的浓度和剂量的影响

HIV 分离培养操作中，允许使用的 HIV 最大估计浓度为 100ng/ml（P24 抗原检测），容量为 30ml。在体外抑制或灭活实验中，HIV 浓度约为 $10^5$ $TCID_{50}$。

## 六、自然宿主及和易感人群

HIV 的宿主为人类，感染人后引起 AIDS。研究发现，HIV 的序列与猴免疫缺陷病毒（SIV）有高度同源性，因此，人们最初用动物传播给人类来解释 HIV 流行的起源。根据这种假说，人类并不是 HIV 的自然宿主。HIV－1 的自然宿主可能是黑猩猩中的 p. t. troglodytes，简称 SIVcpz（P. t. t）。研究表明，大约在 1930 年，p. t. troglodytes 将 HIV 传染给人类；而 HIV－2 可能起源于乌黑白眉猴、

SIVsm 或短尾猴 SIVstm。SIV 在自然宿主中不致病，如感染的乌黑白脸猴、非洲绿猴、黑猩猩等并不发病，但当跨种属传播至非自然宿主时，可使后者发病。

HIV 的主要传播途径是高危性行为、污染的血液或血液制品和母婴传播。在不同的国家，HIV/AIDS 在不同的人群中以不同的速度流行。HIV/AIDS 的高危人群包括：暗娼、嫖客、注射吸毒者、男性同性恋者和流动人口，他们常常不为社会所接受，属于难以接近的人群。要采取不同的干预措施，控制 HIV/AIDS 在高危人群中的传播。

## 七、实验动物研究、实验室感染或医院内感染信息



在 AIDS 流行早期，研究人员用感染者的淋巴细胞悬液接种包括非人灵长类在内的不同动物，但只有黑猩猩能被感染。感染的黑猩猩多无症状，病毒不能损害它们的免疫系统。

医务人员因职业暴露而发生 HIV 感染的危险性很小，但存在可能性。据国外报道，从 1984 年—1993 年 12 月，因职业暴露发生的感染共有 64 人，欧洲 24 人，美国 36 人，其他国家 4 人。在这些人中，绝大多数（91%）是经皮肤感染，其中接触 AIDS 患者的占 62%；多数是由于在给患者进行静脉穿刺时发生了针刺伤。几乎所有的感染者（94%）均在职业暴露发生 6 个月内进行了检测并被证实感

染；有73%的感染者出现了急性症状。有10人在职业暴露发生后服用AZT药物进行预防性治疗，但仍被感染。

## 八、实验活动评估

对可能接触AIDS患者、HIV感染者或阳性标本的实验室工作人员，应在开始工作之前进行有关隔离、消毒措施的教育，使他们了解工作中有可能造成自身感染，自身防护是非常重要的。

### 1. 标本采集

从准备血样采集工作开始直到样本采集完成后的处理，操作人员都要戴上两层乳胶手套、帽子和口罩。针头、针管及采血管等废弃物要用高效消毒液浸泡、高温高压消毒后，由相关部门处理销毁。

### 2. 分离血清或血浆

对于HIV阳性标本应在BSL－2实验室中进行血清或血浆的分离工作。

灭活后的血清或血浆可在血清检测室中开展实验工作。

### 3. 病毒分离与培养

HIV病毒的分离和培养要在Ⅱ级或Ⅲ级的生物安全柜中操作。在打开HIV阳性标本保存管时要小心，避免病毒液溅到工作人员。工作人员应戴手套、口罩、防护眼镜，防止皮肤或黏膜污染。离心机要使用密闭的罐和密封头，以防液体溢出或在超/高速离心时形成气溶胶。实验结束后，封好污染材料盛放器皿并移至污物袋，高温高压消毒，操作台或器具表面要用次氯酸钠溶液或70%乙醇涂布。在每次开始和结束实验时，都要打开紫外灯照射至少15min。

## 九、重组DNA操作和可能扩大的宿主范围

在研究SIV和HIV的疫苗工作中，许多实验结果显示使用SIV与HIV构建的嵌合病毒SHIV具有很好的活性，可以感染猴体并可在猴体内传代。



有报道实验涉及人/牛嵌合免疫缺陷病毒（BHIV）的内容，如构建BHIV嵌合病毒的cDNA，包装嵌合的BHIV病毒颗粒及其活性检测等。

## 十、预防和治疗措施

实验室工作人员接触HIV时，应当采取以下防护措施：

（1）当进行有可能接触患者血液、体液、病毒培养液等实验操作时，必须戴手套，必要时还应戴具有防渗透性能的口罩。如有可能发生血液、体液或其他污染性液体大面积飞溅或者有可能污染工作人员身体时，还应穿戴具有

防渗透性能的隔离衣或围裙。操作完毕，脱去手套后立即洗手，必要时进行手消毒。

（2）在进入实验室之前要摘除首饰，修剪长的带刺的指甲，以避免刺破手套。工作人员手部皮肤有伤口和擦伤时不要进入实验室。在进行有可能接触患者血液、体液、培养液的实验操作时，必须戴双层手套。

（3）在实验操作过程中要保证充足的光线，并特别注意防止被针头、刀片等锐器刺伤或划伤。尽量避免使用尖锐物品和利器，必须使用时，应放在耐扎的容器内，使用后收集在特定的带盖的容器内保存至消毒处理完毕或销毁。

（4）HIV 实验室应配备专用的工作鞋，鞋面覆盖足背，鞋底防滑。尽量使用塑料质地的实验物品。禁止将使用后的一次性针头重新套上针头套。禁止用手直接接触使用后的针头、刀片等锐器。



（5）使用螺旋帽的塑料管盛放含 HIV 的样品，禁止使用 Eppendorf 管，以防止在开启管盖时发生样品迸溅。禁止用口吸任何液体，必须使用移液器操作。在离心含 HIV 的液体时，离心机要使用密闭罐和密封头，防止溢出或形成气溶胶。

（6）设有专门储存阳性血清、质控品的低温冰柜和/或血清库、毒种库，上锁并由专人管理。

（7）工作结束后及时消毒工作台面，有污染的地方要及时消毒处理。

当工作人员在工作中意外地被 HIV 污染的针头或其他器械刺伤皮肤时，应在尽早及时进行处理并立即实施以下局部处理措施：

（1）用肥皂液和流动水清洗污染的皮肤，用生理盐水冲洗黏膜。

（2）如有伤口，应当在伤口旁轻轻挤压，尽可能挤出损伤处的血液，再用肥皂液和流动水进行冲洗。

（3）受伤部位的伤口冲洗后，应当用消毒液如75%酒精或者0.5%碘伏进行消毒，并包扎伤口；被暴露的黏膜，应当反复用生理盐水冲洗干净。

（4）污染物迸溅：发生小范围污染物迸溅事故时，应立即进行消毒处理。发生大量溢出后应离开房间约30min。穿防护服时，被溅的地方用经消毒剂浸泡过的吸水物质覆盖；消毒剂起作用10～15min后再清理该处。移走吸水性物质，用消毒剂冲洗该处。



## 十一、人员安全状况评估

### 1. 健康监测和健康状况评估

在进行HIV相关实验后，应对操作者的健康状况进行检查。一旦发生了HIV感染，应立即到指定医院进行确诊并接受相应的支持和对症治疗，同时报告各级疾病预防控制中心及相关卫生管理部门。

### 2. 人员资质和培训

进入BSL-3实验室从事HIV实验的工作人员应为本

单位的正式员工，掌握 HIV 传播、致病理论及基本的实验操作技能，经 BSL－3 生物安全培训，考核合格后方可上岗。每年必须进行一次 BSL－3 实验室生物安全培训和考核。

对实验室所有其他相关人员，包括清洁人员、运输工、修理工等也要定期进行培训，使他们熟悉工作环境，了解潜在的危害以及相应的事故预防和紧急情况处理措施。每次培训之后，要对培训结果进行评估，合格后方可进行相应的工作。

## 十二、评估结论



根据《中华人民共和国传染病防治法》，HIV/AIDS 被列为乙类传染病。根据《人间传染的病原微生物名录》规定，HIV 属于危害程度第二类病原微生物。

所有涉及大量活病毒的操作都应在 BSL－3 实验室完成，操作者要穿戴必要防护用品。所有相关废弃物应在 BSL－3 实验室内高压蒸气灭菌。HIV 的血清学实验应在 BSL－2 实验室的生物安全柜中进行，HIV 的致病性较强，临床疗效差，积极地预防和防护是预防实验室感染的最有效方法。从事 HIV 的工作人员必须经过生物安全培训并取得相应资质，在身体健康状态良好的情况下开展工作。在定点医院保健就医是防止实验室发生人员感染后扩散到社会的重要措施。实验操作中常以 1％次氯酸钠或有机溶剂处理病毒，不允许在普通实验室内进行动物实验。

# 第七章　鼠疫耶尔森菌的危害评估

## 一、一般生物学特性概述

### 1. 基因组及编码产物

鼠疫耶尔森菌（以下简称鼠疫菌）基因组长约4.5～4.7Mb，编码4 000多个开放式读码结构。它的起始、终止和大多数编码复制蛋白的基因都与大肠杆菌K12类似。鼠疫菌基因组最明显的特征是其中分布着大量的插入序列、噬菌体和各种类型的重复序列。目前，至少发现了4种插入序列（IS100、IS285、IS1541和IS1661），插入序列的总数超过其他大多数细菌。鼠疫菌通常有6MD、45MD和65MD3个质粒，在它与假结核菌共有的pCD（45MD）质粒中，存在着多个决定全身致病性质的基因簇，如转运Yops的Ⅲ型分泌系统；在其他两个独特质粒中，多是编码决定致病性的基因，例如F1抗原、鼠毒素和鼠疫菌素。

**2. 形态特征**

鼠疫菌属于肠杆菌科耶尔森菌属。革兰染色阴性，形态为两端钝圆、两极浓染的短小杆菌，菌体长约1.0～2.0μm，宽0.5～0.7 μm，有荚膜，无鞭毛，无芽胞。但在陈旧性病灶、腐败材料及不同外界环境中生长可有多形性变化，在镜检过程中应注意到可能出现的多形性。

**3. 培养特性**

鼠疫菌为兼性厌氧菌，在普通培养基上可以生长，最适pH6.9～7.2，最适生长温度为28～30℃，在37℃时生长缓慢。可以酵解多种糖类，产酸不产气。在普通琼脂培养基上，培养16～18h可见形状不一、呈碎玻璃样小菌落，24～48h后形成肉眼可见灰色小菌落；显微镜下可见菌落中央呈黄褐色，有粗糙颗粒，呈小丘状突起，边缘有薄而透明的锯齿状花边。鼠疫菌在肉汤中发育良好，形成絮状沉淀和菌膜，初期薄弱，以后逐渐增厚，紧贴于管壁，呈白色环状。因肉汤透明，有絮状沉淀时呈“钟乳状”发育。这些特征具有诊断意义。鼠疫菌有18种抗原成分，其中F1抗原、鼠毒素、内毒素和鼠疫杆菌素为特异性抗原。



**4. 流行特征**

鼠疫是动物源性疾病，主要传染源是被感染的啮齿目、兔形目动物。人间鼠疫的流行，通常是直接在鼠疫自然疫源地中接触染疫动物或蚤类而造成的散发或爆发流行。大流行多见于家鼠间的鼠疫动物病和人-人间的直接接触传播。在不同的地区，由于鼠疫的宿主不同，流行存在地区性、季节性和周期性。同时，鼠疫流行还受自然和社会等因素的影响。

## 二、致病性和感染剂量

### 1. 致病性

不同种的动物对鼠疫菌的感受性存在差异，啮齿动物最易感，目前发现有 200 多种动物可自然感染鼠疫。人类对鼠疫菌普遍易感。



细菌侵入机体后，能否攻克机体的防御机能，破坏机体的生理平衡而引起疾病，主要取决于菌株的毒力、被感染动物的敏感程度及其机体抵抗力。

鼠疫菌是最早被使用的生物战剂之一。在抗日战争和抗美援朝战争中，日军和美军均使用过这种生物战剂，并造成我国某些地区的人为鼠疫疫源地。

### 2. 感染剂量

鼠疫菌株毒力不同，一般将鼠疫菌分为强毒株、弱毒株和无毒株。由于毒力的差异，对人类的危害程度也相差悬殊；强毒鼠疫菌对小鼠 $LD_{50}$ 在 $1\sim10^4$ 范围内。疾病自然流行时的感染剂量通常为 $10^3\sim10^4$。在大量感染情况下，病程进展极快，如未能及时治疗，发病后数小时即可导致死亡。

## 三、感染途径及潜在暴露结果

### 1. 自然感染

鼠疫的传播途径主要有 3 种：媒介昆虫叮咬、空气传播和接触传播。人类接触染疫动物后，被其寄生蚤叮咬而感染鼠疫；肺鼠疫患者在呼吸、谈话、咳嗽、喷嚏时，将含有鼠疫菌的飞沫经口鼻喷出，较小的飞沫能到达较远的距离，易感者因直接吸入飞沫而受感染；或在剥食染疫动物过程中因鼠疫菌直接进入手或上肢的微小创口而感染；或取食未充分煮熟的染疫兽肉而感染。



在我国西部的旱獭鼠疫源地，人类直接接触疫源动物是主要的感染方式；而在其他鼠疫疫源地，被染疫蚤类叮咬是主要的感染方式。

### 2. 其他感染途径

在实验室工作中，意外接种和吸入是两种较可能的实验室获得性感染方式。当锐利的污染物品意外地穿透皮肤时，可能将鼠疫菌带入体内；当污染材料或培养物飞溅时，细菌可能随呼吸进入体内。在临床工作中，未及时发现和诊断肺鼠疫患者，也未采取防护措施，可能造成陪护人员或医务人员的感染。

## 四、在环境中的稳定性

### 1. 自然环境中的稳定性

鼠疫菌在环境中不稳定，易于灭活。日光直射1～3.5h即可死亡。鼠疫菌对寒冷的抵抗力较强，−30℃仍可以存活；它在有变形菌、大肠杆菌和其他腐败菌繁殖的材料中很快死亡。

### 2. 灭活条件

鼠疫菌在100℃ 1min、液体中煮沸数秒钟即可死亡；但在160℃干热条件下能耐受1min。它们对化学消毒剂敏感，含氯消毒剂和甲醛都有良好的消毒作用，用量和时间与其他敏感细菌无异。75％乙醇、紫外线对它们也有直接杀灭作用。



## 五、被操作微生物的浓度和剂量的影响

### 1. 一般操作的浓度和剂量

对鼠疫菌进行涂片、分离培养等常规操作时，标本常为污染的组织、血液、痰液、皮肤渗出物和血清等。在这些标本中不含或仅含有极少量的鼠疫菌，因此，在生物安全二级（BSL－2）实验室中即可进行，同时需要采取适当

的防护措施。

### 2．标本浓缩操作的浓度和剂量

当需要对鼠疫菌进行质粒提取，染色体提取或蛋白质提取、菌株保存等需要细菌量较大的操作时，一般使用的细菌浓度在 $10^9 \sim 10^{10}$ 以下，通常少于 1ml，如果出现意外情况，可能会引起发病。应在 BSL－3 实验室中进行。使用的离心机、混匀器等设备均需放置在安全柜内或负压隔离罩内。

## 六、自然宿主和易感人群



鼠疫菌的自然宿主主要是动物，特别是各种啮齿类动物。全世界啮齿目、兔形目的动物种类很多，但它们对鼠疫菌的感受性及敏感性不完全一致，太敏感或太不敏感的都对鼠疫菌的繁殖和保存不利，只有那些具有一定感受性的种群才有流行病学意义。目前，已发现 200 余种啮齿目和兔形目动物能够自然感染鼠疫，一些食肉、食草动物及鸟类可以偶然感染鼠疫。根据宿主动物在保存鼠疫菌中的作用，可将其分为主要宿主、次要宿主和偶然宿主。

人类不分种族、性别和年龄，对鼠疫普遍易感，没有天然的免疫力。人类发生的鼠疫感染与所处疫区的性质、与传染源接触机会和频次有关。

## 七、实验动物研究、实验室感染或院内感染信息

鼠疫菌属于高致病性病原微生物。在实验动物中，所有品系的小鼠对鼠疫菌均敏感。用强毒菌皮下接种小鼠，$LD_{50}$在$1\sim10^4$范围内；疾病自然流行时的感染剂量通常为$10^3\sim10^4$ cfu。青藏高原型鼠疫菌皮下接种$3.5\times10^2$、静脉接种$3.9\times10^3$，可以引起藏系绵羊迅速发病及死亡。

## 八、实验活动评估



### 1. 实验室操作

特殊情况下的鼠疫检测任务，包括标本的显微镜检测、鼠疫菌特异抗原及核酸片段检测、鼠疫菌的分离培养及生物学鉴定。深入研究鼠疫菌的生物与分子生物特征，发展新型检测与诊断技术以及开展鼠疫疾病控制的各种研究工作，都涉及提取各种鼠疫菌株的核酸与蛋白质成分。

### 2. 实验室感染风险

鼠疫菌是性质明确的病原微生物，可能发生的风险均已明确。有效孔径$<0.45\mu m$的滤器可有效除去鼠疫菌。鼠疫菌无动力，不能自主移动，不容易造成实验室污染；它们只能在湿润条件下生存，不会在静止的空气中升腾与

弥散。意外事故造成的液体飞溅及微滴，多在数分钟内落至地面或其他器物的表面。因此，鼠疫菌是一种实验室获得性感染风险相对较小的病原微生物。

### 3. 实验室获得性感染的可能方式

实验室获得性感染风险主要表现包括：不规范操作造成的溢出或泄漏、实验室意外和灭菌不完全造成病原菌扩散，导致工作人员感染。实验室意外是难以避免的，例如，人员可能在实验室内昏倒，操作可能发生失误，盛有感染性材料的容器可能破裂，承受压力的管道可能损坏等。

意外接种和吸入是两种较可能的感染方式。在实验室意外时，锐利的污染物品穿透皮肤，可能将鼠疫菌带入体内；污染材料或培养物飞溅时，细菌可能随呼吸进入人体。



相当一部分的实验室工作涉及对标本的处理和细菌成分提取，以便离开 BSL-3 实验室后能够继续进行检测和研究。标本与成分必须保持原有的生物学活性，同时必须保证除去任何活的致病微生物。灭菌不完全可能造成致病微生物的扩散，甚至造成实验室外的人员感染。

### 4. 生物安全三级实验室对风险的消减程度

BSL-3 实验室内部是负压环境，可以防止在意外事件中逸散的细菌随人员出入扩散到室外。按照规定定期更换滤器，可以防止因滤器损坏造成的扩散。定期检查实验室的安全状况，可以及时发现实验室内部的污染并及时采取消毒措施。

应建立实验室安全操作的方法并规定有效的风险防范措施。鼠疫菌是一种生存能力相对较弱的细菌，杀菌或除菌相对容易。鼠疫菌的分离、培养方法十分成熟，可以保证检出标本中少至1个活菌，因此，只要保证足够的抽样比例，即可确保离开实验室的标本与细菌成分的安全性。

实验室的污物和污水处理设施可以基本上排除细菌经污染物品流出实验室的风险。对离开实验室的细菌衍生株、细菌成分以及不能高压灭菌的物品，要规定严格的处理和检验程序，以排除细菌随放行物品或成分扩散的风险。



## 九、重组DNA操作和可能扩大的宿主范围

重组DNA技术理论上将鼠疫菌的毒力因子转移到其他细菌，也可以在鼠疫菌中引入其他致病菌的毒力因子，从而可能会改变菌株原有的侵袭力、侵袭途径和致病力等，产生新的、具有不同病原菌性质的致病菌，并因此扩大原有的宿主范围。

## 十、预防和治疗措施

### 1. 疫苗

我国目前使用的鼠疫疫苗是EV活疫苗，由兰州生物

制品研究所生产。这种疫苗对鼠疫有一定的预防保护作用，可以减缓疾病过程，为治疗争取时间，但仍有以下不足：①接种疫苗后仍可能发病；②对感染肺鼠疫的患者没有保护作用；③保护时间较短，需要多次接种；④免疫产生的抗体与感染产生的抗体无法区分。我们可根据本实验室的具体情况，决定实验室工作人员是否接种鼠疫疫苗。当发生实验室意外、有感染危险时，建议采用投药方式进行预防。

**2. 治疗**

无论是否发生疾病表现，也无论是否确定诊断，接受隔离观察的人员在采取用于诊断的标本后需要立即开始针对鼠疫的预防性治疗。



首选链霉素，推荐剂量第1日肌肉注射链霉素4～6克/天，首次2.0g肌肉注射，以后每4～6h肌肉注射0.5～1.0克/次。不能使用链霉素者，可换用环丙沙星，使用常规治疗剂量的2倍。有严重疾病表现者，加用强心剂和利尿剂，以缓解鼠疫菌释放的毒素对心、肾功能的影响。

治疗可在排除鼠疫诊断时停止。如诊断成立，则直到体温恢复正常和实验室检查阴性，才能酌情减少剂量并继续用药3天。采取以上措施后，可阻止受到意外感染的人员传染他人。

到目前为止，在我国还没有发现耐药菌株。在发生严重感染危险时，使用链霉素、环丙沙星等；一般感染可使用复方新诺明。使用一般细菌感染的常规治疗剂量，能够较为可靠地阻断发病。

## 十一、人员安全状况评估

### 1. 健康监测和健康状况评估

鼠疫实验室人员都应经过考察，身体健康。接受过细菌操作技术与实验室生物安全的系统培训，并经考核确认适合现岗位工作。实验室工作人员应预留本底血清标本。在实验工作过程中，可根据抗体增高确定发生的无症状感染。

实验室工作人员均应进行链霉素敏感试验，试验阳性者不适宜从事鼠疫防治工作，应该调换其他工作岗位。



### 2. 人员资质和培训

实验室根据本部门当前及将来业务开展的需要，组织制定人员培训计划并安排人员培训；不定期现场检查技术人员的技术能力以确定培训需求，对其进行上岗培训、知识更新等。

培训计划应包括参加人员、时间、培训类型、方式和主要内容。人员应包括实验室工作人员和后勤人员，管理处室的负责人等。

培训内容应包括消防和预备状态、化学品安全、生物危险和传染预防、救治指南、紧急医学处理措施等方面。所有员工都应熟悉病原微生物污染或割、刺伤等意外情况时所应采取的处理措施，应通过理论和实际操作考核评估每个员工对这些信息的理解力。培训可以采取专题讲座、计算机辅助教学或实验室现场操作等方式进行。常规培训内容应包括：

（1）国家职业健康、生物安全法规及相关法律法规；

（2）卫生部、中国CDC的实验室管理制度；

（3）传染病知识、与检验和收集管理相关的流行病学现场方法；

（4）微生物学操作技术规范的培训；

（5）保障人员的实验室操作规范培训；

（6）安全人员的实验室操作规范培训；

（7）对实验室人员按现行的国家和/或国际规定进行感染性物质运输、保藏和使用安全知识、法规的培训；



（8）对实验室工作人员进行意外事故安全处理的培训；

（9）对实验室工作人员进行高危操作的培训（包括的内容应根据实际工作制定）；

（10）对实验室工作人员进行生物安全操作培训；

（11）为减少操作压力容器发生的危害，应对相关人员进行培训，由受过良好培训的人员负责高压灭菌器的操作和日常维护；

（12）对实验室工作人员进行生物安全实验室运行等一般规则的培训，使其掌握各种仪器、设备、装备的操作步骤和要点，正确地操作和使用，对于各种可能的危害应达到非常熟悉的程度；

（13）工作人员应掌握的各种感染性物质操作的一般准

则和技术要点。

培训考核：参加外部培训应尽量取得结业证或合格证，如为交流、会议性质的学习，参加人员应写出书面报告，交实验室主任审阅，存档。

实验室应组织培训考核并颁发岗位资质证书；对所有新进入实验室工作的各类人员必须进行上岗前安全知识考核，考核结果作为上岗必备的条件之一。

实验室操作的病原微生物明确，接触史不难追查，但由于实验室感染方式不同于一般的疾病流行，感染后的表现可能不典型，因此，在出现以下可疑情况时，无论是否确实发生感染，都按可能发生感染处理并进行感染监测：在工作过程中发生了身体损伤；污染材料或培养物发生了可能产生气溶胶的泄漏；工作后出现高热及迅速进展的疾病表现。对发现上述情况的工作人员，应采取血液、皮肤损害处分泌物及其他相应标本，通过细菌的分离培养确定是否发生感染。

对发生上述情况的工作人员需要进行隔离观察，隔离观察由实验室特聘的医疗顾问以及定点医院派遣的医务人员负责执行。实验室应附设隔离观察室，可供在工作时发生意外的工作人员使用。

实验室负责人应参加过与高致病微生物有关的工作，有各种现场及实验室的疫情处理工作经历，接受过专门培训，熟悉鼠疫菌操作工作中容易发生风险的各个环节，并有处理实验室事故的实际经验。

## 十二、评估结论

按照《人间传染的病原微生物名录》规定，鼠疫菌属于危害程度第二类病原微生物。根据该名录对不同类别病原微生物要求的生物安全级别实验室的解释，从现场标本中直接进行鼠疫菌初步鉴定、药物敏感性试验、免疫学试验、核酸提取、涂片、显微镜检查等检测工作可以在BSL-2实验室进行，如果已经具备BSL-3实验室条件，上述类型的工作也可以在BSL-3实验室进行。

在BSL-3实验室中进行操作时，工作人员需要进行相应级别的个人防护，包括防护服、口罩、手套、鞋套及防护镜等。当体温超过37℃时，不应进入实验室。在进行实验操作之前，工作人员应采集和保存本底血清标本；可根据实际情况进行相应的预防接种；进行药物敏感试验。敏感试验阳性者，应调换到其他工作岗位。BSL-3实验室应建立意外事故报告制度和应急处理预案；建立菌（毒）种和实验活动管理的各项规章制度，并由专人进行监督管理。

# 第八章　炭疽芽孢杆菌的危害评估

## 一、一般生物学特性概述

### 1. 基因组及编码产物

炭疽芽孢杆菌的遗传物质包括细菌染色体和两个质粒 pXO1 和 pXO2。pXO1 约 110MD，181kb，GC 含量为 32.5%。它们最明显的特征是含有一个致病岛，长约 44.8kb，两边分别有反向插入序列 IS1627，这个区域包含 3 个毒素基因（*cya*，*lef* 和 *pagA*）和毒素基因的调控元件，3 个出芽反应基因和 19 个其他的开放阅读框（ORF）。pXO1 上约 70%的 ORF 与公开数据库中可查到的序列没有明显相似性，与已知序列高度相似的是一组转座酶、解离酶和整合酶，提示在进化过程中存在 DNA 在种间的水平转移。在其他 ORF 中，有 3 个序列可能编码与血清型特异的链球菌多糖荚膜合成有关的酶。需特别指出的是，在 pXO1 上，有一个 atxA 基因，是炭疽芽孢杆菌毒素、荚膜基因表达的关键调控因子。pXO2 约 60MDa，96kb，编码 85 个 ORF，带有合成抗吞噬的多聚 D-谷氨酸荚膜所必需的基因 capB，capC，capA 和 capD，以及荚膜解聚基因 dep、转录激活调节基因 acpA 等。目前对 pXO2 其他功能基因了解不多，pXO2 株中也有相当一部分并不形成荚膜。

炭疽芽孢杆菌全基因组的测序工作已经完成。炭疽芽孢杆菌染色体全长约 5.23 Mb，包含有与致病性有关的蛋白编码序列，如溶血素、磷脂酶、铁获取功能蛋白等，其中许多可能是疫苗和药物作用目标的表面蛋白。几乎所有的毒力相关蛋白和表面蛋白都与蜡样芽孢杆菌有同源性，表现出炭疽芽孢杆菌和其他近缘杆菌的相似性。



### 2. 形态特征

炭疽芽孢杆菌属于芽孢杆菌科需氧芽孢杆菌属。形态为革兰染色阳性、两头平齐的大杆菌，无鞭毛，在人工培养基上呈长链状无规律排列。陈旧性培养物经芽孢染色可见明显的芽孢，将它们孵育在含 5%的动物血清培养基或含 0.75%的 $NaHCO_3$ 培养基，孵育在 10%～20%的 $CO_2$ 条件下，可诱导荚膜产生。细菌最适 pH7.0～7.4，最适温度为 37℃。菌落的边缘不整齐，呈卷发状；在血平板上不产生溶血环；不分解水杨素。

### 3. 培养特性

炭疽芽孢杆菌对营养要求不高，在普通培养基上易于生长。有氧环境下可形成芽孢。它在显微镜下具有典型的形态特征，但与它的近缘菌不易鉴别。

炭疽芽孢杆菌的免疫原性较为复杂，它在特定的条件下具有芽孢和荚膜，可以产生脂多糖的内毒素，也会产生外毒素。炭疽毒素引起的反应极快，不存在迟滞期，它的荚膜可以防止细菌被吞噬，毒素则能破坏机体内的白细胞。

炭疽芽孢杆菌含有下列4种抗原成分：

(1) 荚膜抗原为多聚-D-谷氨酸，与毒力有关，有抗白细胞吞噬的作用，但免疫动物时不产生保护性抗体。

(2) 菌体抗原为多糖类物质，不耐热，免疫动物时可产生沉淀素抗体。



(3) 毒素抗原有3个组成因子：水肿因子（EF）、保护性抗原（PA）和致死因子（LF），均为蛋白质，三个因子协同作用致病力最强，保护性抗原具有免疫原性，对动物有保护作用。

(4) 芽孢抗原有免疫原性和血清学诊断价值。

## 二、致病性和感染剂量

炭疽是一种人兽共患传染病，通常是由草食动物首先感染，人类通过接触染疫动物及其产品受到感染。鸟类以下的爬虫类、两栖类有自然不感染性，哺乳动物对炭疽有感受性，引起感染的免疫反应与细菌的毒力、免疫原性、感染途径和感染剂量有关。在我国，炭疽从动物传播到人主要通过宰杀病死畜的过程发生，人与人之间的传染很少发生。炭疽的发生和流行不仅危及人民生命安全，还会造成直接和间接的经济损失。

皮肤炭疽病程较长，症状较轻，病死率较低，甚至可以自愈。其他类型的炭疽为严重疾病，不及时抢救多有死亡。在受到生物恐怖攻击的条件下，虽然不容易传播，但可能造成多数人同时感染，不及时发现和治疗，病死率较高。皮肤炭疽的诊断多通过临床表现确诊，其他类型炭疽的诊断依赖实验室检验，容易误诊。诊断延误可能造成患者迅速死亡。

炭疽芽孢杆菌是一种生物战剂，菌株间变异很小，除无荚膜或无毒素的菌株毒力减弱外，其他强毒菌株均具有相似的毒力。最早研制和使用生物武器的德国，在第一次世界大战期间就将炭疽芽孢杆菌作为生物武器使用。在第二次世界大战期间，德、日、英、美等军事强国开始建立生物武器研制机构，制造和使用生物武器。1952 年初，美军在朝鲜战场上曾使用过包括炭疽芽孢杆菌在内的生物战剂。1979 年，莫斯科以东的斯维尔德洛夫斯克南部的一座工厂发生爆炸，造成 68 人死亡，后证实为炭疽气溶胶泄漏事件。2001 年，美国发生了炭疽生物恐怖事件，造成数人死亡，引起了极大的社会恐慌，并对经济发展造成了严重的影响。

## 三、感染途径及潜在暴露结果

### 1. 自然感染

炭疽通常是由草食动物首先感染，人类通过接触染疫动物及其产品受到感染。在我国，炭疽从动物传播到人主要通过宰杀病死畜的过程发生，人与人之间的传染很少发生。

炭疽以感染途径不同而分为3种：体表感染型（皮肤型）、经口感染型（肠型）和吸入感染型（肺型），其中由体表感染引起的皮肤型炭疽占炭疽总发病数的90%以上。炭疽发病按职业不同又分为工业型和非工业型。非工业型以农、牧民为主，而工业型以加工皮毛的工人和畜产品收购人员为主。



### 2. 其他感染途径

意外接种和吸入是两种较可能的实验室获得性感染方式。当出现实验室意外时，锐利的污染物品穿透皮肤，可能将炭疽芽孢杆菌带入体内；污染材料或培养物飞溅时，细菌可能随呼吸进入体内。

## 四、环境中的稳定性

### 1. 自然环境中的稳定性

炭疽芽孢杆菌的繁殖体比较脆弱，在水、牛奶等简单环境中容易死亡，易于消毒。炭疽芽孢杆菌在有氧环境中可迅速形成芽孢，而芽孢对外界的抵抗力非常强，对热、冷、干燥、化学物质、射线和其他不利条件有抵抗力，在皮革和土壤中能存活数十年以上而不丧失致病力与传染性，此外炭疽杆菌芽孢可大量生产，长期储存，并可以气溶胶形式施放。

### 2. 灭活条件

常规的湿热消毒 100℃ 5～10min 不能完全杀灭芽孢。炭疽芽孢对一般化学消毒剂不敏感。3%来苏儿、75%酒精、1%新洁尔灭在作用 96h 后芽孢仍能存活。芽孢对甲醛以及含氯和含碘消毒剂敏感，在 5%甲醛溶液 2h 内可完全杀灭。10%甲醛 1h 可完全杀灭芽孢，3%～5%漂白粉液、3%碘酒 10～30min 可完全杀灭芽孢。



## 五、被操作微生物的浓度和剂量的影响

### 1. 一般操作的浓度和剂量

对炭疽芽孢杆菌进行涂片、分离培养等常规操作时，标本常为污染的土壤、血液、痰液、皮肤渗出物、粪便和血清等，这些标本中不含或仅含有极少量的炭疽芽孢杆菌，因此在生物安全二级（BSL－2）实验室中即可进行，但需要采取适当的防护措施。

### 2. 标本浓缩操作的浓度和剂量

当需要对炭疽芽孢杆菌进行质粒提取、染色体提取或蛋白质提取、菌株保存等需要细菌量较大时，一般操作使用的细菌浓度在 $10^9 \sim 10^{10}$ 以下，通常＜1ml，如果出现意外情况，可能会引起发病，因此必须在 BSL－3 实验室进行，所用离心机，混匀器等均需放置在负压隔离罩内。

## 六、自然宿主和易感人群



炭疽的自然感染宿主以牛、羊、马等草食动物最为易感，摄食炭疽畜体的犬科动物和肉食动物感染也有报道，但罕有感染大批肉食动物的炭疽暴发。人由于直接或间接接触染疫动物而感染。人对炭疽的易感性无种族、年龄与性别的差异，各年龄人群均可感染发病，主要决定于接触机会的多少。一般成年男人为农牧业的主要劳动力，故发病主要以青壮年男性为多。

## 七、实验动物研究、实验室感染或院内感染信息

在实验动物中，无论何种品系的小鼠对炭疽强毒菌均较敏感，皮下注射致死剂量为 10～30cfu，吸入感染的致死剂量为 30～50cfu。炭疽芽孢对豚鼠的致死剂量皮下注射为

100～300cfu，吸入感染为 300～500cfu。对非人灵长类如恒河猴的致死剂量皮下注射在 500～5 000cfu之间，吸入感染为 500～1 000cfu之间。

## 八、实验活动评估

### 1. 实验室操作

炭疽芽孢杆菌性质和传播途径明确。作为一种较大的细菌，有效孔径 0.45μm 以下的滤器可有效除去。炭疽芽孢杆菌无动力，不能自主移动，不容易随空气飞扬，在正常操作条件下，不会造成实验室获得性感染。意外事故造成的液体飞溅及微滴，多数在数分钟内沉降至地面或其他器物的表面。

特殊情况下的炭疽检测，包括标本的显微镜检查、炭疽特异核酸片段检测、炭疽芽孢杆菌的分离培养及生物学鉴定，进行细菌分子生物学特征的深入鉴定，新检测与诊断技术的发展。

### 2. 实验室获得性感染风险的可能方式

实验室获得性感染风险主要表现为两种形式：实验室意外导致工作人员感染和灭菌不完全造成病原菌扩散。

实验室意外是不能避免的，如人员可能在实验室内昏倒，操作可能发生失误，感染性材料的容器可能破裂等。实验室意外发生时，有可能出现工作人员感染。

实验操作中，相当一部分工作涉及对标本的处理和细菌成分的提取，以便离开 BSL－3 实验室继续进行检测和研究。标本与成分必须保持原有的生物学活性，同时必须保证除去任何活的致病微生物。灭菌不完全可能造成致病微生物的扩散，甚至实验室外的人员感染。

### 3. 生物安全三级实验室对风险的消减程度

实验室内部处于负压环境，可以防止在意外事件中逸散的细菌随人员出入扩散到室外。按照规定定期更换滤器，可防止因滤器损坏造成的扩散。应定期检查实验室的安全状况并及时采取措施。

应对所有实验过程建立安全的操作方法，规定有效的风险防范措施。由于炭疽芽孢具有较强的抵抗力，因此对有关炭疽芽孢杆菌的灭菌要求很严格，包括高压灭菌时间及特效消毒液的作用时间等都应有严格的规定；炭疽芽孢杆菌的分离培养方法十分成熟，可保证检出标本中少至 1 个活菌。只要保证足够的抽样比例，就可确保离开实验室的标本与细菌成分的安全性。



实验室应该对离开实验室的细菌衍生株、细菌成分以及不能高压灭菌的物品建立严格的处理和检验程序，以排除细菌随这些放行的物品或成分扩散的风险。

在实验中，感染标本和细菌培养物的稀释和离心过程比较容易产生气溶胶，实验室依靠生物安全柜和严格的操作规程可以有效控制气溶胶的产生和扩散。实验室附设隔离观察室，可以保证意外事故时人员的隔离观察和治疗，阻止受到意外感染的人员造成传播。

## 九、重组DNA操作和可能扩大的宿主范围

理论上，重组DNA技术可以把炭疽芽孢杆菌的毒力因子转移到其他细菌中，也可以在炭疽芽孢杆菌中引入其他致病菌的毒力因子，从而产生出新的具有不同病原菌性质的致病菌，改变菌株原有的侵袭力、侵袭途径和致病力等，因而可能会扩大原有的宿主范围。

## 十、预防和治疗措施



### 1. 疫苗

1937年Sterne成功研制出高效的家畜疫苗，这种疫苗应用到今天，成为最重要的一项防治措施。在欧洲许多国家，由于这种疫苗的应用，炭疽已近绝迹。1954年前苏联开始生产人用炭疽活菌苗，但这种疫苗的禁忌证范围很广，并且西方国家认为活芽孢疫苗不适于人体使用。五六十年代，人们开始研制替代的人类疫苗，这些疫苗基本上是Sterne菌株培养物的无细胞过滤液，用明矾沉淀或用氢氧化铝凝胶吸附后的产物，但保护效率不够理想。八九十年代的许多研究结果为研制新疫苗打下了基础。目前产生的实验疫苗主要有三种形式：纯化的保护性抗原疫苗、重组疫苗和突变株疫苗。

我国目前使用的炭疽疫苗是A16R活疫苗，这种疫苗对炭疽实验感染有预防保护作用。但该种疫苗有以下缺点：①保护效果不完整，对吸入感染的保护效果较差；②保护时间较短，需要多次接种；③疫苗菌株的遗传背景不完全清楚；④免疫产生的抗体与感染产生的抗体无法区分。

**2. 治疗**

炭疽芽孢杆菌对青霉素及多种抗生素敏感，可使用青霉素常规治疗剂量进行预防，有较为可靠的阻断发病的效果。

青霉素G为首选抗生素。在无并发症的人类病例中，每6h口服青霉素G 500mg，疗程为5～7天。通常疗法是：成人剂量160万～310万U，分2～4次肌注。肺型炭疽、败血症型炭疽或脑膜炎型炭疽的患者，剂量增至每日1 000万U以上，静脉滴注，疗程为5～7天。也可联合使用链霉素，每天给药1～2g。对青霉素有过敏反应的患者，可选用其他抗生素，如环丙沙星、强力霉素等。

患者通常伴有高热，一般需要从静脉补充液体。发现弥漫性血管内凝血时，在监视凝血时间情况下，给予肝素及潘生丁。重症炭疽患者及早考虑预防心功能不全，加用强心剂。如果及时发现和正确诊断，可保证100%的治愈率。

治疗可在排除炭疽诊断时停止；如诊断成立，则直到体温恢复正常，实验室检查阴性，酌减低剂量并继续用药

3 天。

## 十一、人员安全状况评估

### 1. 健康监测和健康状况评估

实验室人员应经过考察，接受过细菌操作技术与实验室安全的系统培训，经过 BSL－3 实验室操作技能培训并考核确认适合现岗位工作。实验室工作人员应预留本底血清标本，需要时可根据抗体增高确定发生的无症状感染。实验室工作人员均应进行青霉素敏感试验，试验阳性者不适宜从事炭疽防治工作，应调换其他工作岗位。



### 2. 人员资质和培训

实验室根据本部门当前及将来业务开展的需要，组织制定人员培训计划；安排人员培训，不定期现场检查技术人员的技术能力状况确定培训需求；进行上岗培训；知识更新等。

培训计划应包括培训参加人员、培训时间、培训类型、培训方式和主要内容。人员应包括实验室工作人员和后勤人员，管理处室的负责人。

培训内容应包括以下方面：生物危险和传染预防、救治指南和紧急医学处理措施等。所有员工都应熟悉病原微生物污染或割、刺伤等意外情况时所应采取的处理措施，消防和化学品安全知识。应通过理论和实际操作考核评估每个员工对提供信息的理解力。可以采取专题讲座、计算机辅助教学等方式或实验室现场操作进行培训。常规培训内容应包括：

（1）国家职业健康、生物安全法规及相关的法律、法规；

（2）国家和本单位实验室管理制度；

（3）传染病知识、与检验和收集管理相关的流行病学现场方法；

（4）微生物学操作技术规范；

（5）保障人员的实验室操作规范；

（6）安全人员的实验室操作规范；

（7）国家和/或国际规定进行感染性物质运输、保藏和使用安全的知识、法规；



（8）意外事故安全处理的过程；

（9）高危操作的培训（包括的内容应根据实际工作而定）；

（10）生物安全操作的培训；

（11）为减少操作压力容器时可能会发生的危害，应对相关人员进行培训，由受过良好培训的人员负责高压灭菌器的操作和日常维护；

（12）对实验室工作人员进行生物安全实验室运行的一般规则的培训，掌握各种仪器、设备、装备的操作步骤和要点，进行正确的操作和使用，对于各种可能的危害应达到非常熟悉的程度；

（13）各种感染性物质操作的一般准则和技术要点。参加外部培训应尽量取得结业证或合格证，如为交流、会议性质的学习，参加人员应写出书面报告，交实验室主任审阅，存档。

实验室应组织培训考核并颁发岗位资质证书；对所有新进入实验室工作的各类人员必须进行上岗前安全知识考核，考核结果作为上岗必备条件之一。

## 十二、评估结论

按照《人间传染的病原微生物名录》的规定，炭疽芽孢杆菌属于危害程度第二类病原微生物。从现场标本中直接进行细菌初步鉴定、药物敏感性试验、免疫学试验、PCR核酸提取、涂片、显微镜检查等检测活动可在BSL-2实验室中进行，如果已经具备BSL-3实验室条件，上述类型的工作也可以在BSL-3实验室中进行。



在BSL-3实验室中进行试验操作，工作人员需要进行相应级别的个人防护，包括防护服、口罩、手套、鞋套及防护镜等；当体温超过37℃时，不应进入实验室；在进行实验操作之前，工作人员应采集和保存本底血清标本；应进行相应的预防接种；BSL-3实验室应建立意外事故报告制度和应急处理预案；建立菌（毒）种和实验活动管理的各项规章制度，并专人进行监督管理。

在出现以下可疑情况时，无论是否确实发生感染，都按可能发生感染处理并进行感染监测：在工作过程中发生了身体损伤；污染材料或培养物发生了可能产生气溶胶的泄漏；工作后出现高热及迅速进展的疾病表现。发现上述情况的工作人员应采取血液、皮肤损害处分泌物及其他相应标本，通过细菌分离培养确定是否发生感染。

发生上述情况的工作人员需要接受隔离观察。隔离观察由实验室特聘的医疗顾问以及定点医院派遣的医务人员负责执行。实验室应附设隔离观察室，可供在工作时发生意外的工作人员使用。

# 第九章　未知病毒的危害评估

病原微生物是指可直接或间接造成人、畜群体损害的微生物，种类繁多。病原微生物对人类感染十分普遍，几乎威胁到每一个人，很多病原体可以导致严重的疾病，甚至致残、致死，给国家、人民和社会带来巨大的经济损失。尤其是当某种未知病原微生物的爆发初期，由于缺乏足够的认识和应对措施，会导致疾病的迅速流行，严重威胁人民的生命健康和社会的稳定，比如 2003 年的 SARS。未知病原微生物可能是一种全新的微生物，与人类接触造成人类感染；也可能是以往对人不致病但是在微生物的进化中发生变异，宿主范围扩大或者改变，变成了对人致病的微生物；还有一种可能是因为疫情的突然出现，当地或者当时没有准确地确定病原体，成为未知病原微生物。应当指出的是，未知病原微生物随着研究的深入可能会找出确定的病原体，但是，在对其进行实验操作之前应该对其潜在危害进行评估。本危害评估以未知病毒为例进行评估。

对于未知病原微生物，我们可以在对已知病原体了解的基础上根据有限的临床资料、流行病学资料及实验室数据做出初步判断；在初步判断基础上，采取进一步的评价。在对任何一种病原微生物的潜在感染危险进行相关性评估时，有一点必须明确，就是同一家族的不同成员危害程度可能不同，同时它的风险水平还取决于病原微生物的研究方式和方法。当实验室的研究涉及超出常规范围的浓度或者进行动物实验时，应该对可能出现的高风险做好充分的准备。

未知病原微生物的危险性评估工作必须由有经验的专业人员进行。实验室负责人或主要研究人员负责评估工作，及时确定未知病原的相关信息（比如毒力、传播途径等），经所在单位生物安全委员会（如需要和/或其他生物安全专业人员）批准后，对后续的相关工作提供指导。



## 一、未知病毒的一般生物学特性概述

病毒是以携带遗传信息的 DNA 或者 RNA 为核心，外面包被蛋白质组成的生命形式。包被蛋白质形式多样，有的未经修饰，有的含有脂质或糖基化位点。蛋白质翻译后的修饰特征以及有无包膜决定了病毒颗粒对消毒剂的敏感性。病毒严格地在细胞内寄生，自身没有能量供给体系，其转录、翻译、复制及传代完全依赖宿主的代谢过程。了解病毒一般要从病毒基因组学、形态学、抗原相关性和遗传学背景等方面进行。病毒的基因组由 DNA 或者 RNA 组成，而且每种病毒仅含有一种核酸（DNA 或 RNA）。病毒在电镜下的形态学特征是病毒的种的特征。临床标本中的病毒鉴定，形态学特征往往是重要线索。形态学涉及病毒的多种特性，比如对称性、病毒是否有包膜等等。因为有脂质包膜的病毒更容易被去污剂灭活，所以了解病毒是否具有包膜对于安全操作及危害评估十分重要。每种病毒都含有特异的抗原，据此，运用适当的免疫学实验就可以将形态学上或其他特性非常相近的病毒区分开。这一点对于安全操作及危害评估非常重要，因为即使同一家族中的不同种属的病毒危害程度不同。随着核酸测序及 PCR 技术的发展，可以更好地界定病毒之间的关系。

对未知病原体进行危险性评估和生物安全操作的基础和必要的前提是了解病原体的基本特性，而相关病原体的基本特征是一个良好的参照。由于对未知病毒获得的信息有限，如何利用有限的信息对其进行危险性评估以确定生物安全级别是一个难题。以下是部分突发和可能再发的高致病性病毒的生物危害评估参考。



### 1. 披膜病毒科和黄病毒科

披膜病毒科和黄病毒科病毒的基因组均为单股正链 RNA。两者的复制模式明显不同。它们均属于虫媒病毒。虫媒病毒在自然界中的天然宿主是节肢动物，病毒可以通过节肢动物叮咬易感的脊椎动物传播。当人暴露于病毒或者由于生态改变使虫媒病毒脱离原始宿主进入媒介或者脊椎动物时，就有可能发生疾病的流行。

虫媒病毒感染人体后引起发热，但没有特异性症状。通常发病急，主要表现为发热，头痛，肌肉酸痛，患者感觉不适。部分病毒会导致严重的出血性疾病或脑炎症状。

由于虫媒病毒通过血液传播，因此在进行危险性评估时要特别注意这种感染途径。根据美国虫媒病毒委员会的材料，目前已经报道并注册在案的虫媒病毒超过400种，涉及从BSL-2到BSL-4的各种生物安全防护等级。其中，94种病毒防护等级为BSL-3或BSL-4，7种实验室常用病毒防护等级为BSL-2。要明确的是，这种划分原则是动态的，随着对病毒了解的深入和信息的不断积累，将会及时做出调整。

**2. 布尼亚病毒科**



布尼亚病毒为单链负链RNA病毒，基因组分为三个节段，包括5个属的300多种病毒。同一种属病毒具有相近的结构、遗传学和抗原性特征以及相似的流行病学特点。其中许多病毒是虫媒（节肢动物）传播，通过蚊虫叮咬在脊椎动物之间进行传播。但汉坦病毒属的病毒是一个例外，其天然宿主为啮齿类动物，表现为慢性感染。在啮齿动物之间通过撕咬和气溶胶进行传播，并且通过气溶胶途径感染人体。

布尼亚病毒科中的汉坦病毒、克里米亚-刚果出血热病毒以及立夫特谷热病毒都具有高度传染性和致病性，而其宿主各不相同。比如，立夫特谷热病毒可感染人和动物，而克里米亚-刚果出血热则是仅发生在人的一种临床疾病。汉坦病毒与其啮齿类动物宿主长期共存，感染人后可以引起严重的疾病。目前还没有发现汉坦病毒出现人-人直接传播的情况，但不排除由于接触患者血液而发生感染的可能。在进行危险性评估时，必须考虑到这些因素。

一般来说，布尼亚病毒科的病毒会感染各种温血或冷血的脊椎和节肢动物，而人类并非其主要宿主。受感染的动物或人会表现出多种临床症状，从无明显体征到严重的疾病，甚至死亡。近期立夫特谷热的爆发流行主要集中在非洲的撒哈拉沙漠以南地区（传统的流行区）以及非洲的西部和北部。这些地区的家畜感染后的病死率极高，并伴有人类的感染、发病甚至死亡。

1993 年出现了一种新型的汉坦病毒感染。美国当时报道了一类肺部综合征，即使青年人群患病后的病死率也高达 50%。借助当时最先进的分子生物学诊断技术，人们很快发现其病原体是一种先前从未报道过的汉坦病毒，并将其命名为汉坦病毒肺综合征病毒。这也是人们首次发现汉坦病毒感染会导致肺部损害。这种病毒的宿主是鹿鼠，人类因吸入被其粪便、尿液等排泄物污染的灰尘而感染。通过监测接触汉坦病毒肺综合征患者的医务人员，没有发现人-人之间直接传播的现象。

在实验室中，感染的途径通常是接触了含致病原的血样或其他组织，或者是通过气溶胶感染。理论上讲，所有布尼亚病毒科的病毒都有可能导致实验室获得性感染，因此在操作这些病毒时，做好呼吸道防护是首要的条件，如没有疫苗保护，实验操作应在 BSL－3 级实验室进行。



### 3. 丝状病毒科

1967 年，德国马尔堡爆发了一类出血热疫情，感染人群为实验室工作人员，病死率大约为35%。这些感染者所在的实验室均使用过同一批从非洲乌干达进口的非洲绿猴进行动物实验。由于最早在马尔堡发现，该病毒被命名为马尔堡病毒。该病毒在电镜下的形态不同于以往发现的任何病毒。

1976年，在非洲的扎伊尔和苏丹南部又分别爆发了出血热的流行，从患者体内分离的病毒形态与马尔堡病毒非常相似，但是其抗原性不同，而扎伊尔和苏丹分离的病毒抗原性相关，被命名为埃博拉病毒。

在获得了充分的证据后，根据其独特性人们把分离到的这几种病毒划分为一个新的病毒家族，即丝状病毒科。该科的病毒颗粒呈丝状，有分支，有时为“U”或“6”形颗粒。它们的基因组为单股负链RNA，外面包被螺旋状核蛋白，核蛋白外面还包被含有糖蛋白的脂质保护层。



自从1976年至今，先后在肯尼亚、加蓬、象牙海岸以及刚果发生过丝状病毒科的病毒流行，在刚果爆发的马尔堡病毒感染是迄今为止感染人数及病死率最高的一次。在此期间，人们发现，使用一些简单的防护（比如手套、面具、消毒剂以及其他一些普及的预防措施）就可以阻止病毒的传播，因为病毒多是通过不卫生的医疗行为（比如重复使用注射针头）或者感染者的亲友直接密切接触进行传播。由于这种有包膜的病毒耐受环境的能力很强，所以对上面提到的不适当的行为要引起高度重视。在扎伊尔流行期间，曾经从被污染的注射器中分离到了病毒，而这个注射器已经被搁置在外面达3个月之久。病毒能生存这么长时间很大一部分原因是其外面有脂质包被，血液干燥后又对病毒起到一定的保护作用。不过，在这种情况下病毒的滴度已经显著降低。

目前，丝状病毒科所有的病毒都被归于第一类微生物，针对这些活病毒的所有工作都必须在 BSL－4 实验室进行。尽管分离到的埃博拉和马尔堡病毒毒力减弱，但是这些病毒具有高度变异性，而且致死率极高，因此必须在最高防护措施下对其进行操作。

### 4. 副黏病毒科

副黏病毒科的病毒危险等级大部分为 BSL－2，但是近期一些新发传染病的病原也被归入了副黏病毒科，并且限制在 BSL－4 级实验室操作。根据形态学和基因组的不同，副黏病毒科又分为副黏病毒亚科和肺病毒亚科。



所有副黏病毒属的病毒颗粒都是由螺旋形核蛋白包被单股负链 RNA 组成，外面有脂质外壳，这使它们较易被变性剂灭活。副黏病毒属的部分病毒是人畜共患的，比如较晚发现的 Hendra 和 Nipah 病毒可以在马和猪中传播并引起致死性疾病，感染人类后也可以导致严重的疾病甚至死亡。在澳大利亚曾经有两人因感染了 Hendra 病毒而死亡。该病毒分离于 1994 年，果蝠是其自然宿主，感染通常发生在果蝠生育时，因为此时果蝠体内病毒含量最高。在澳大利亚感染死亡的两人均是密切接触了被感染的马的体液。1999 年，马来西亚出现了一种“Hendra 样”麻疹病毒，导致 250 多人感染而且并发脑炎，病死率接近 50%。该病毒源自猪，再由猪传播到人。为了阻止病毒传播，马来西亚对猪的品系进行了严格限制，屠宰场也暂时关闭。对该病毒的研究都是在BSL-4实验室（具备开展大型动物实验的能力）进行的，以明确其宿主范围，致病性以及其他特性。

**5. 禽流感病毒**

禽流行性感冒简称禽流感（Avian Influenza，AI或Bird Flu），是一种由禽流感病毒引发的动物传染病。主要发生在禽，尤其是家禽，有时也可发生在哺乳类动物，在人群间仅有偶发病例。人禽流感为禽流感病毒的某些亚型在人群中所引起的疾病，所表现出的临床症状随病毒株亚型不同而异。传染源主要为患禽流感或携带禽流感病毒的鸡、鸭、鹅、鹌鹑等家禽，特别是鸡。目前尚未发现人-人传播的确凿证据。传播途径主要是通过空气飞沫和直接接触传播。人禽流感是否还可通过消化道或伤口传播至今仍不清楚。



流感病毒通常被认为是一种低致病性病原，实验研究也仅在BSL-2实验室进行。然而，近期发生的种种事件表明有必要对流感病毒的新分离株进行危险性评估并重新定位其生物安全水平。1997年，一种新型禽流感株在香港爆发流行，造成大量家禽死亡，同时也导致相当一部分人的感染。对分离株的研究发现，其血凝素的某个酶切位点具有额外的氨基酸，从而导致在家禽中的高致病性。虽然这些病毒不含人类的流感病毒基因，但可以感染人类并导致死亡。更让人担忧的是，从患者体内分离到的禽流感病毒仍然对家禽具有高致病性。

**6. SARS - CoV**

2003年，严重急性呼吸综合征（SARS）在全世界大约30个国家和地区发生散发流行，它是由SARS冠状病毒即SARS - CoV所致的一种以前从未在人类中发现的新疾病。冠状病毒属于冠状病毒科冠状病毒属（Coronavirus），是一类球形、有包膜的正链RNA病毒，共有10余种，主要引起人和动物的呼吸道和肠道疾病。过去将冠状病毒分为3个组，Ⅰ组和Ⅱ组主要为哺乳动物和人冠状病毒，Ⅲ组主要为禽类冠状病毒。其宿主范围严格。新发现的SARS - CoV不属于上述3组中的任何一组，是一种新型冠状病毒，核蛋白包绕着基因组RNA形成核衣壳，核衣壳外层是含S、M、E蛋白的脂质包膜。

SARS患者是主要传染源，全程均有传染性。中期（发病后约10天左右）传染性最强，潜伏期传染性较弱，目前认为康复出院后不会传染他人。接触SARS患者分泌物、体液及污染的物体后，经鼻、口、眼、手破损的皮肤传播，经粪-口途径传播也是不可忽视的。人群普遍易感，主要侵犯青壮年，占发患者数的70%。起病急，进展快。患者常以持续高热、干咳入院，随着病程的进展，患者逐渐出现肺部实质性改变，抗生素治疗无明显效果。SARS - CoV侵犯多种脏器，引起免疫系统对脏器的过度攻击，导致严重的脏器损伤。

任何针对 SARS－CoV 活病毒的实验研究和操作都必须在BSL－3 实验室进行，所有相关的废物应在 BSL－3 实验室内处理。

## 二、致病性和感染剂量

未知病原微生物所引起疾病的发病率、病死率及新发病例数的高低，疾病发病时间、潜伏期、疾病的发展进程的快慢（急性或慢性）、传染性（强调人与人间的传播及动物与人之间的传播的速度和传染范围的大小），病毒的毒力等是危害评估的重要参数。病原微生物的致病力取决于很多因素，如入侵部位、数量、繁殖速度、宿主类型、是否产生毒素、病原微生物的型别、被感染者的体质、免疫状态以及对该微生物的易感性等。一般认为，同一微生物感染数量越大，其暴露的潜在后果也越严重。



## 三、感染途径及潜在暴露结果

### 1. 自然感染

判断感染途径对未知病原危害级别评估非常重要。应当了解未知病原是如何感染传播的，是否在动物与动物，动物与人或人与人之间传播；其感染途径是否是呼吸道、消化道、血液或媒介等。人与人之间传播的传染病容易在短时间内引起扩散流行，其传播方式往往是通过气溶胶经呼吸道传播，如SARS-CoV引起的SARS流行；或通过消化道传播，如甲肝病毒引起的甲肝流行。传播速度同时还受到病原微生物的种类、致病性、人群的流动、季节等因素的影响。突发传染病的未知病原微生物传播途径可能不明确，而实验室感染大多由空气传播的致病因子引起，因此应首先考虑空气传播的可能性。

**2. 其他感染途径**

实验室人员或临床工作人员从事未知病原微生物的检测、病毒培养及分离、病毒灭活及相关的其他工作过程中意外接触患者的血液、体液、培养液、气溶胶等，有可能出现被未知病原微生物感染的情况，如气溶胶引起的呼吸道感染、扎伤后引起的血液感染、接触引起的皮肤或消化道感染等。实验室操作未知病原微生物样品时，应考虑可能出现的各种可能并采用相应的生物防护措施，将人员暴露于病原微生物的几率降至最小。



**3. 潜在暴露结果**

获取的未知病原微生物相关信息，通常最先来自感染者的临床资料。在分析临床资料时，应考虑感染主要由病毒引起还是细菌引起，或其他病原微生物引起。病毒病的临床表现极为复杂，既有共性，又有特性，并经常并发细菌等其他病原微生物感染。机体暴露以后，后果的轻重取决于病原微生物的致病力、感染剂量、感染途径、机体的抵抗力和个体差异。所以，在对未知病原微生物进行危害评估时，要密切观察患者临床症状和体征的变化，结合流行病学的动态监测信息，判断病原微生物的传染过程与结局，以利正确地评估。临床表现主要包括临床症状和体征、病程进展、临床实验室检测结果和预后。根据这些临床资料可以对其进行初步的定性，有时甚至可以明确诊断。因此，获取详尽的临床资料对未知病原的评估是至关重要的。

在临床上，一种（型）病毒往往可引起多种症状和体征，多种（型）病毒又可引起类似的临床症状和体征。在分析临床症状和体征时，应注意其全身症状和局部症状及其主次关系，考虑临床症状的严重程度。全身症状有一般性症状如发热、寒战、头晕头痛、乏力肌痛，全身不适等；重症症状如持续高热，全身出血、休克等。局部症状有呼吸道症状和体征如流涕、鼻塞、咳嗽、咽痛等症状，重者病情发展迅速，可出现肺炎、急性呼吸窘迫综合征、肺出血、休克等多种并发症；消化道症状和体征如腹痛、腹泻、里急后重感及黏液脓血便；重者剧烈呕吐、大量泔水样便，并引起严重脱水、酸碱失衡、周围循环衰竭及急性肾功能衰竭。除呼吸和消化两大系统外，还应考虑神经系统、泌尿系统、心血管系统甚至皮肤等局部症状。



进行危害评估必须充分考虑到病程发展、治疗效果和愈后情况。不同病原微生物引起疾病的严重程度可以有很大的不同，因而病程发展不同。在进行危害评估时应考虑病原微生物感染后的发病时间（迅速还是缓慢）、病程长短、病情轻重、病死率高低、药物治疗（尤其是抗生素治疗效果）、疾病预后情况以及痊愈之后是否引起严重的后遗症等。对病原微生物感染后发病急促，病程短，病情严重，病死率高而现有药物治疗无效或低效的病例，应引起高度重视。

## 四、未知病毒在环境中的稳定性

### 1. 自然环境中的稳定性

未知病毒在外界环境中的生存能力，对物理因素（干燥、紫外线、阳光等）和化学因素（各种化学消毒剂）的抵抗力等。

### 2. 灭活条件

未知病原微生物经过各种物理或化学条件灭活后，必须经过实验室（细胞培养或动物实验）验证以确认未知病原被灭活的条件。

## 五、被操作微生物的浓度和剂量的影响

所操作未知病原微生物的浓度（单位体积中感染性微生物的剂量）对于危险的确定很重要。这时确定危害程度要考虑微生物性质（例如样本类型：纯培养物、固体组织、黏性的血液、痰液，或者液体介质、数量）和实验室操作（如病原体扩增，超声、离心、裂解、消毒、灭活等）两方面因素。在大多数情况下，危险因素随着高滴度微生物的

使用体积的增大而增加。实际工作中如果需要使用较大的剂量和浓度，或可能产生较大量的气溶胶，或操作本身危险性较高，都需要提高防护水平。

## 六、自然宿主和易感人群

当一种传染病自然发生时，其宿主无非是人或动物。未知病原微生物感染时很难确定宿主，应考虑疾病发生与某种动物是否有明显关联，传染病发生的地理区域分布，是否是某种自然疫源性疾病以及当地人群的生活习惯、居住环境、人口密度等。同时应关注当地自然疫源性疾病或传染病的历史资料，注意是本地发生的临床病例还是输入性病例；如是本地发生，应考虑发生地人群居住环境、周边地理环境和动物宿主分布情况，历史上是否有相类似传染病发生；如是输入性病例，应考虑来自疫源地的传染病发生情况，是否有明显的某种传染病流行或短期内流行过等。



易感人群，即人群对该未知病原微生物易感性，如各年龄组人群、性别、特殊群体（免疫力的高低）等有无显著性差异。突发传染病疫区人群的历史流行病学资料也非常重要。

## 七、实验动物研究、实验室感染或院内感染信息

### 1. 实验动物研究

根据未知病原微生物的特点，动物实验应该在相应生

物安全级别的动物实验室进行，并加强相应的实验室防护和管理。

### 2. 病毒相关的实验室感染或院内感染信息

对病原微生物进行诊断性研究的实验室或接受相关感染者的医院，经常面临发生获得性感染的危险。大量的证据表明，这种感染经常发生，有些还会导致严重的甚至致命性的疾病。在制定实验室安全操作规范时，应考虑到研究手段以及病毒浓度等各种因素。进行危害评估的目的就是要确保对病原微生物的研究能够安全、有效地进行。发生实验室获得性感染的原因大致可分为两类：第一类，主要原因是由于实验操作人员在操作未知或未被高度怀疑的病原体标本时个人防护不当。实验操作者没有充分认识到标本的潜在危害，未能采取针对性的特异性防护措施，从而导致感染的发生。应当对实验人员进行相应的培训，使他们对所操作的病原体标本的潜在危险有充分了解，从而使用恰当的生物或物理防护措施以及按照正确的操作程序来避免感染。第二类，主要原因是由于实验操作人员在操作未知或未被高度怀疑的病原体标本时，没有正确操作或者违反操作规程造成的。进行安全性操作的培训，强化员工的安全操作意识是防止这类感染的关键。培训要定期进行，及时进行知识更新。对于新员工以及进修学习人员，更要将相应的培训工作放在首要的位置。当实验室的条件发生改变（如使用新的仪器设备）应该对所有的员工进行培训。相关的临床工作人员应当根据评估结果进行相应的防护。

## 八、实验活动评估

临床实验室检查资料是未知病原微生物危害评估的第一手可评价性资料。临床实验室检查包括一般项目检查和特殊项目检查。一般项目检查包括血常规、尿常规、各类生化检查以及必要时的各类物理检查，如超声波，X光片，心电图等。从一般项目检查结果可评估人体哪一系统的临床疾病为主，并推测可能引起的病原微生物。通常需要更多的实验室检查。特殊项目检查是指病原微生物相关的特异性检查，如市场上供应的各类抗原抗体诊断试剂盒，细菌和病毒的培养等。临床实验室未能确定的病原体，需要作进一步的专业实验室检查。



未知病原微生物标本的血清学检测（包括筛查和确认实验室）、核酸检测等操作应在相应等级的生物安全实验室进行；并要密切注意流行病学动态和临床表现，根据所收集到的资料判断是否存在高致病性病原体，以判断是否需要更高级别的防护。

未知病原微生物分离、培养及需要操作活病毒的研究工作，原则上应在BSL-2实验室中进行，确认为高致病性病原微生物后，应转入BSL-3实验室进行。涉及病毒分离培养的所有操作，应严格按照相应程序执行，加强个体防护和环境保护。

## 九、重组DNA操作和可能会扩大的宿主范围

由于未知病原感染的相关资料有限，从事重组DNA操作的可能性较小。随着未知病原信息资料的增多，有关此病原的重组DNA操作和可能扩大的宿主范围可参照已知或相关病原的危害评估后再进行。

## 十、预防和治疗措施

### 1. 一般原则

采取早发现、早报告、早隔离、早治疗以控制管理传染源为主的综合性防治措施，建立从事未知病原微生物实验室工作人员健康监测制度，在定点医院就医。

无论是在传染病发生现场还是实验室操作，良好的操作技术和有效的个人防护始终是最好的预防感染措施。

### 2. 预防与治疗

工作人员发生暴露后，应当立即实施以下局部处理措施：使用消毒液对暴露部位进行消毒，如有伤口，应当在伤口旁端挤压，尽可能挤出损伤处的血液，再用肥皂液和流动水进行冲洗；禁止进行伤口的局部挤压。冲洗受伤部位的伤口后，应当用消毒液如75％酒精或0.5％碘伏进行消毒并包扎伤口；被暴露的黏膜应当反复用生理盐水冲洗

干净。发生小范围污染物泼溅事故时，应立即进行消毒处理。发生大量溢出后应离开房间约 30min。穿防护服，被溅的地方用经消毒剂浸泡的吸水物质覆盖；消毒剂起作用 10～15min 后清理现场。移走吸水性物质，用消毒剂冲洗该地方。医疗卫生机构应当根据暴露程度和暴露病毒载量水平，对发生暴露的工作人员实施预防性用药方案，如注射免疫球蛋白、抗病毒、抗生素治疗以及支持治疗等。实验室工作人员发生未知病原微生物暴露后，医疗卫生机构应当给予随访和咨询。随访和咨询的内容包括：暴露后的发病情况，观察和记录病毒感染的早期症状，对服用药物的毒性进行监控和处理等。



## 十一、人员安全状况评估

### 1. 健康监测和健康状况评估

实验室工作人员必须在身体状况良好的情况下进入实验室的控制区域工作。身体出现下列情况如发热、开放性损伤、各种感染、抵抗力下降、怀孕等，不能进行未知病原微生物的操作。

建立从事未知病原微生物操作的实验人员健康监督制度。在操作病毒期间和相关实验活动结束后的 2 周必须进行健康监测，应每日早晚测量体温并观察症状。期间出现发热等各种症状和体征即停止工作并密切观察病情变化，并立即报告实验室负责人并及时到指定医院就医、接受治疗。

**2. 人员资质和培训**

所有涉及未知病原微生物操作的工作人员必须具有较高的专业知识背景、丰富的生物安全实验室工作经验和较强的工作能力、较强的个人心理素质以及较好的健康状态。参与未知病原实验活动的人员必须经过生物安全培训，获得相应资质，并经过了严格的岗前培训，考核要合格；掌握 BSL-3 实验室基本操作技能。

对未知病原微生物暴露情况进行登记，登记的内容包括：未知病原微生物暴露发生的时间、地点及经过；暴露方式；暴露的具体部位及损伤程度；暴露源种类和含有病毒的情况；处理方法及处理经过，是否实施预防性用药、首次用药时间、药物毒副作用及用药的依从性情况；定期检测及随访情况。应当根据本所生物安全管理文件规定程序向上级报告未知病原微生物暴露情况。一旦出现不适或意外情况，应立即停止相关实验活动，并到指定医院进行确诊并接受相应的治疗。

## 十二、评估结论

**1. 病原微生物分类分级**

未知病原微生物危害评估的主要依据是《病原微生物实验室生物安全管理条例》、《人间传染的病原微生物名录》

以及 WHO《实验室生物安全手册》（第三版，2004）。

病原微生物的危害分类分级是确定实验室生物安全水平的主要参考指标。由于无法对未知病原微生物的危害进行确切的分类，应首先参照高致病性病原微生物相关规定管理。

**2. 实验活动与实验室级别要求及个人防护要求**

实际工作中，对未知病原微生物具体的危害评估工作应尽可能包括下列内容：生物因子的来源、可能宿主、传染性、致病性、传播途径、在环境中的稳定性、感染剂量、标本中的病原微生物的估计浓度、患者的临床资料、流行病学资料、预防和治疗措施、感染控制与医疗监测等，将上述步骤中获得的信息整合在一起，得出未知病原微生物对群体的危险性以及为相关未知病原微生物的实验室操作和研究提供指南。在这一步中，通过对前面几步的参数进行综合整理，我们可以研究这些假定因素对个体健康危害的影响。在信息掌握不全面，或进行后续研究，以及对疾病进展的可能趋势进行预测时，还可以调整这些假定因素来进行研究，并且密切关注以上评估指标的最新进展，以利对未知病原进行进一步明确的危害评估。采集、包装、运送及实验室操作未知病原微生物标本时必须根据危害评估结论，遵循标准的防护方法和国家和/国际的相关规章和规定，采用相应级别的个人防护措施；对相关实验活动人员进行生物安全培训和岗前培训，选择身体健康和有丰富经验的技术人员进行相关实验活动，并随时监测其健康状态。对即将发生暴露的工作人员实施预防性接种和预防性用药方案，如注射免疫球蛋白、抗病毒、抗生素治疗等；对发生暴露的人员的治疗方案根据临床治疗的进展和经验实施。未知病原微生物的实验活动根据危害评估结果按照相应生物安全级别进行；对未知病原微生物的检测和鉴定所采用的病毒分离培养、电子显微镜检测和病毒核酸检测（临床标本 PCR 方法检测，临床标本基因芯片检测）、血清学检测及动物实验等可参照相似病原的标准操作程序进行。

未知病原进行危害评估后，可参照相似病原的危害评估结果制定应急预案和措施要求。在进行临床标本的处理时，所用的标本为患者的咽拭子、肺组织和血液标本，这些标本当中有可能含活病毒，在实验操作中有可能产生气溶胶的溢出和液体的溅洒等潜在危险。



### 3. 人员健康和素质要求

实验人员上岗前必须接受严格的生物安全以及该病毒实验技术的培训。从事病毒研究的实验室工作人员必须在身体状况良好的情况下进入 BSL－3 实验室，出现下列情况不能进入：患发热性疾病；感冒、上呼吸道感染或其他导致抵抗力下降的情况；妊娠、已经在实验室控制区域内连续工作 4h 以上或其他原因造成的疲劳状态。

### 4. 预防和治疗措施要求

实验完毕后用含 0.5％有效氯的次氯酸钠消毒剂溶液擦拭工作台面、生物安全柜内壁及台面，用 75％酒精擦拭实验器材表面并移出生物安全柜。废弃物在实验室内用121℃高压处理20min后才允许运出实验室。为了确保安全，实验过程中产生的废液和使用过的耗材等都必须用含10%有效氯的次氯酸钠消毒液浸泡30min后才允许运出实验室并进行集中处理。

### 5. 应急预案和措施要求

工作人员的监测期从进行实验开始，直至实验结束后半个月，期间应每日早晚测量体温并观察相应症状。若操作者或其所在实验室的工作人员在此期间出现发热、体温高于38℃等疑似症状，则应被视为可能发生实验室感染。一旦发现病毒实验室可疑感染，应立即报告实验室负责人，启动应急预案，并采取隔离预防措施。采取早发现、早报告、早隔离、早治疗以控制管理传染源为主的综合性防治措施并上报有关管理部门。对疑似感染者采取严格的隔离防护措施，送至指定医院就诊。

# 参考文献

1. WHO实验室生物安全手册. 第三版. 2004.
2. 祁国明主编. 病原微生物实验室生物安全. 第二版. 北京：人民卫生出版社，2006.
3. Johnathan Y Rickmond，Robert W Mckinney. 微生物学和生物医学实验室生物安全手册. 第四版. 宋干，于建石，王世文主译. 北京：中国疾病预防控制中心，2005.
4. 王宇主编. 实验室生物安全国内外法规和标准汇编. 北京：北京大学医学出版社，2006.
5. 中华人民共和国卫生部.《传染性非典型肺炎(SARS)诊疗方案》. 2004.
6. Skowronski DM，Astell C，Brunham RC. Severe Acute Respiratory Syndrome(SARS)：A Year in Review. Annu Rev Med，2005，56：357-81.
7. Yuen KY，Chan PK，Peiris M，et al. Clinical features and rapid viral diagnosis of human disease associated with avian influenza A H5N1 virus. Lancet，1998，351：467-71.

8. Peiris M, Yuen KY, Leung CW, et al. Human infection with influenza H9N2. Lancet, 1999, 354: 916-7.
9. Peiris JS, Yu WC, Leung CW, et al. Re-emergence of fatal human influenza A subtype H5N1 disease. Lancet. 2004, 363: 617-9.
10. Guan Y, Peiris JS M, Lipatov AS, et al. Emergence of multiple genotypes of H5N1 avian influenza viruses in Hong Kong SARS. Proc Natl Acad Sci USA, 2002, 99: 8950-5.
11. World Health Organization (2007) Disease covered by EPR. Retrieved 10 November, 2007 WHO-CSR, from http://www.who.int/csr/disease/en



12. Li KS, Guan Y, Wang J, et al. Genesis of a highly pathogenic and potentially pandemic H5N1 influenza virus in eastern Asia. Nature, 2004, 430: 209-13.
13. Koopmans M, Wilbrink B, Conyn M, et al. Transmission of H7N7 avian influenza A virus to human beings during a large outbreak in commercial poultry farms in the Netherlands. Lancet, 2004, 363: 587-93.
14. Lamb RA and Krug RM. Orthomyxoviridae: the viruses and their replication. In: DM. Knipe and PM. Howley eds. Fields virology, 4th ed. Philadelphia: Lippincott/The Williams & Wilkins Co., 2001: 1487-1530.
15. Beigel JH, Farrar J, Han AM, et al. Writing Committee of the World Health Organization (WHO). Consultation

on Human Influenza A/H5. Avian influenza A (H5N1) infection in humans. N Engl J Med, 2005, 353: 1374-85.

16. Beare AS and Webster RG. Replication of avian influenza viruses in humans. Arch Virol, 1991, 119 (1-2): 37-42.
17. Keawcharoen J, Oraveerakul K, Kuiken T, et al. Avian influenza H5N1 in tigers and leopards. Emerg Infect Dis, 2004, 10: 2189-91.
18. Kuiken T, Rimmelzwaan G, van Riel D, et al. Avian H5N1 influenza in cats. Science, 2004, 306: 241.
19. Horimoto T and Kawaoka Y. Influenza: lessons from past pandemics, warnings from current incidents. Nat Rev Microbiol, 2005, 3: 591-600.
20. Tumpey TM, Lu X, Morken T, et al. Depletion of lymphocytes and diminished cytokine production in mice infected with a highly virulent influenza A (H5N1) virus isolated from humans. J Virol, 2000, 74: 6105-16.
21. Production of pilot lots of inactivated influenza vaccines from reassortants derived from avian influenza viruses. Interim biosafety risk assessment. WORLD HEALTH ORGANIZATION DEPARTMENT OF COMMUNICABLE DISEASE SURVEILLANCE AND RESPONSE. WHO/CDS/CSR/RMD/2003. 5.
22. M Ecker, SL Allison, T Meixner, et al. Sequence analy-

sis and genetic classification of tick－borne encephalitis viruses from Europe and Asia. J Gen Virol，1999，80：179－185.

23. Rey Fa，Heinz Fx，Mandl C，et al. The envelope glycoprotein from tick－borne encephalitis virus at 2 A resolution. Nature，1995，375：291－298.

24. A Zanotto，GF Gao，T Gritsun，et al. An arbovirus cline across the northern hemisphere. Virology，1995，210：152－159.

25. Barrett PN，Schober－Bendixen S，Ehrlich HJ. History of TBE vaccines. Vaccine，2003，21 Suppl：S41－9.

26. 李华，王琦，王静. 大兴安岭林区森林脑炎流行病学研究. 中国人兽共患病杂志，1999，15：78.

27. 黄文丽，候宗柳，自登云，等. 云南森林脑炎病毒的调查. 中国预防兽医学报，2001. 23(3)：231－233.

28. Mats Haglund and Goran Gunther. Tick－borne encephalitis—pathogenesis，clinical course and long－term follow－up. Vaccine，2003，21 Suppl：11－18.

29. 自登云，陈伯权，俞永新. 虫媒病毒与虫媒病毒病. 昆明：云南科技出版社，1995. 192－201.

30. 中华人民共和国卫生部.《人间传播的病原微生物名录》. 2006.

31. Kalyanaraman VS，Sarngadharan MG，Poiesz B，et al. Immunological properties of a type C retrovirus isolated from cultured human T－lymphoma cells and comparison

to other mammalian retroviruses. J Virol, 1981, 38(3): 906 - 15.

32. Metroka CE, Cunningham - Rundles S, Pollack MS, et al. Generalized lymphadenopathy in homosexual men. 1983, 99(5): 585 - 91.

33. Hendersom LE, Sowder RC, Smythers GW, et al. Chemical and immunological characterizations of equine infectious anemia virus gag - encoded proteins. . J virol, 1987, 61: 1116 - 1124.

34. Kramer RA, Schaber MD, Skalka AM, et al. HTLV - III gag protein is processed in yeast cells by the virus pol - protease. Science, 1986, 231: 1580 - 1584.

35. Gelderblom HR, Hausmann EH, Ozel M, et al. Fine structure of human immunodeficiency virus (HIV) and immunolocalization of structural proteins. Virology, 1987, 156: 171 -176.

36. Keele BF, Van Heuverswyn F, Li Y, et al. Chimpanzee reservoirs of pandemic and nonpandemic HIV - 1. Science, 2006, 313(5786): 523 - 536.

37. Gao F, Bailes E, Robertson DL, et al. Origin of HIV - 1 in the chimpanzee Pan troglodytes. Nature, 1999, 397 (6718): 436 - 441.

38. Do Na, Ciesidski Ac, Metler PR, et al. Occupationally ac2 quired human immunodeficiency virus ( HIV) infection : national case surveillance data during 20 years of the

HIV epidemic in the United States. Infect Cont rol Hosp Ep2 idemiol, 2003, 24 (2): 86.

39.《中华人民共和国传染病防治法》. 全国人民代表大会常务委员会第十一次会议 2004 年 8 月 28 日修订通过.

40. 中华人民共和国国家标准.《HIV/AIDS 诊断标准及处理原则》. 2001.

41. Tikhomirov E, Dennis DT, Gage KL, et al. Plague Manual: Epidemiology, Distribution, Surveillance and Control. Geneva: WHO, 1999.

42. May C. Chu. Laboratory Manual of Plague Diagnostic Tests. Geneva, Switzerland, and CDC, Ft Collins, Colorado, USA: WHO, 2000.

43. 中华人民共和国国家标准.《鼠疫诊断标准》(GB 15991 -1995). 1995.

44.《病原微生物实验室生物安全管理条例》. 国务院第 69 次常务会议 2004 年 11 月 5 日通过, 于 2004 年 11 月 12 日公布.

45. 纪树立. 鼠疫. 北京: 人民卫生出版, 1990.

46. Guidelines for the surveillence and control of anthrax in human and annimals. 3rd ed, Geneva, Swissland: WHO, 1998.

47. 董树林, 王秉翔. 炭疽. 西安: 陕西科学技术出版社, 2004.

48. 梁旭东. 炭疽防治手册. 北京: 中国农业出版社, 1995.

49. 中华人民共和国国家标准.《炭疽诊断标准及处理原

则》(GB 17015－1997).

50. 王宇主编. 实验室感染事件案例集. 北京：北京大学医学出版社，2007.